LES ACTUALITÉS MÉDICALES

Les Rayons N

et

Les Rayons N_1

Corbeil. — Imprimerie Éd. Crété.

LES ACTUALITÉS MÉDICALES

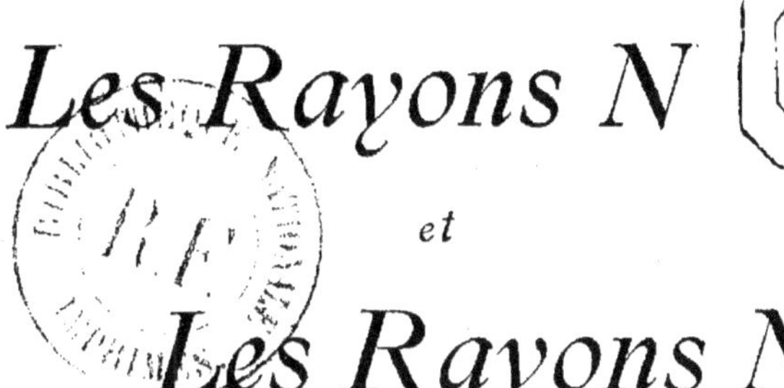

Les Rayons N et Les Rayons N_1

PAR

Le Dr H. BORDIER
Professeur agrégé à la Faculté de médecine de Lyon

Avec 16 figures

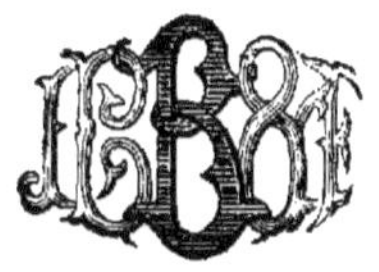

PARIS
LIBRAIRIE J.-B. BAILLIÈRE ET FILS
19, RUE HAUTEFEUILLE, 19

1905

LES RAYONS N ET LES RAYONS N_1

INTRODUCTION

Après s'être enrichie en peu de temps de découvertes importantes comme celles des oscillations électriques, de la télégraphie sans fil, des rayons X et de la radioactivité, la Physique a encore à enregistrer une nouvelle acquisition, due à M. Blondlot (de Nancy).

Toutes ces découvertes se sont suivies de près, et l'on peut espérer que bien des surprises nous sont encore réservées, tant est intense l'activité de tous ceux que cette science intéresse !

Contrairement à ce qui eut lieu pour les rayons X, les rayons N n'ont pas été découverts d'emblée : c'est par l'enchaînement méthodique d'expériences entreprises dans un tout autre but que M. Blondlot eut l'honneur de trouver les radiations nouvelles.

Cette belle découverte constitue un exemple remarquable de ce que peut produire la méthode scientifique aidée par l'induction et l'expérience.

On a déjà beaucoup parlé des rayons N; la presse quotidienne leur a consacré de nombreux articles ; un grand nombre d'observateurs ont voulu « voir ces fameux rayons », c'est-à-dire en saisir les manifestations. Tous n'ont pas réussi : aussi certains esprits ont paru perplexes; d'autres ont presque nié l'existence de ces rayons !

Ce n'est qu'à eux-mêmes que ces observateurs doivent s'en prendre : la technique employée était sans doute défectueuse ou la source de rayons mauvaise; en tout cas, l'existence des rayons N ne saurait être mise en doute, depuis surtout que leur action a pu être enregistrée *photographiquement*, c'est-à-dire par une méthode purement objective!

La découverte de M. Blondlot remonte au mois de mars 1903 : les physiciens apprirent à cette époque que certaines sources lumineuses, telles que le soleil, un bec Auer, etc., émettaient des radiations non encore signalées et venant se ranger (on le sait depuis peu de temps) au delà de l'ultra-violet du spectre. Ces radiations, mieux étudiées, se montrèrent actives sur l'organe de la vue dont l'acuité augmente sous leur influence. Cette remarque permit alors à un physicien biologiste, M. Aug. Charpentier (de Nancy), de découvrir à son tour que l'organisme émet des radiations (radiations physiologiques) ayant de nombreux points communs avec les rayons N.

Si la Physique pure doit à l'auteur de la découverte des rayons N un nouveau et important chapitre, la Physique biologique, si intéressante pour le médecin, voit, elle aussi, grâce aux beaux travaux de M. Charpentier, s'étendre son champ d'études dans lequel la Clinique et la Thérapeutique ont déjà si souvent trouvé soit des procédés d'exploration, soit des méthodes nouvelles de traitement.

Les découvertes de MM. Blondlot et Charpentier ont passionné et passionnent encore les esprits : or, jusqu'à présent, ce n'est que dans les comptes rendus ou dans des articles séparés et peu détaillés qu'ont dû puiser ceux qu'intéresse cette question. Sur la demande qui nous en a été faite, nous avons rassemblé à peu près tout ce qui a été publié sur les rayons N, en tâchant de l'ordonner aussi méthodiquement que possible : nous avons le plus souvent rapporté les termes concis dont les auteurs se sont servis dans leurs communications, la clarté et la précision ne pouvant que gagner à ce genre d'exposition.

Bien que cette monographie soit destinée aux « Actualités médicales, » et à prendre place dans la bibliothèque du médecin, il nous a paru difficile d'en retrancher la partie physique ; nous lui avons au contraire consacré des détails assez complets, le lecteur ayant besoin de se bien familiariser d'abord avec la nouvelle espèce de radiations, avant de pouvoir étudier les propriétés physiologiques et les applications médicales des rayons N.

La question qui va nous occuper est en pleine évolution et les faits nouveaux se produisent quotidiennement ; nous avons exposé l'état actuel des connaissances acquises sur les rayons N, et si le succès couronne notre effort, nous tiendrons de notre mieux cette publication au courant des découvertes ultérieures.

Lyon, le 8 juin 1904.

Dr H. Bordier.

I. — RAYONS N

1. — LEUR DÉCOUVERTE.

C'est en cherchant à voir si les rayons X présentaient le phénomène de la polarisation que Blondlot a découvert les rayons N. Le dispositif qu'il employait pour cela mérite d'être décrit ici.

L'analyseur employé par Blondlot consistait en une petite étincelle qui jouit de propriétés différentes dans la direction de sa longueur et dans les directions normales à cette longueur. Cette petite étincelle était obtenue en reliant en dérivation un petit excitateur aux conducteurs amenant le courant d'une bobine de Ruhmkorff à un tube focus producteur de rayons X. Ces conducteurs, ainsi que ceux allant à l'excitateur *c c'*, étaient recouverts de gutta-percha. L'excitateur était en réalité formé simplement par les extrémités *c* et *c'* des fils *c* A et *c'* A', maintenues à une très petite distance l'une de l'autre. Grâce à cette disposition, l'influence électrostatique exercée par les fils B H et B' H' sur les boucles A et A' produisait, à chaque courant de rupture de la bobine, une petite étincelle à la coupure *c c'*, en même temps que les rayons X étaient émis par le tube. Une feuille d'aluminium de $0^{m},40$ de côté était interposée entre le tube et l'étincelle, de façon à empêcher toute influence directe des électrodes du tube sur l'excitateur *c c'* (fig. 1).

Dans ces conditions, Blondlot constata que si l'étincelle

est placée sur le trajet du faisceau de rayons X et si on la fait tourner dans un plan normal à ce faisceau, de façon à mettre l'excitateur *c c'* dans une direction perpendiculaire à celle qu'il occupe sur la figure, l'étincelle subissait des *variations d'éclat* : cet éclat était maximum quand l'étincelle était dans la première position et minimum lorsqu'elle était dans la seconde (perpendiculaire). Blondlot

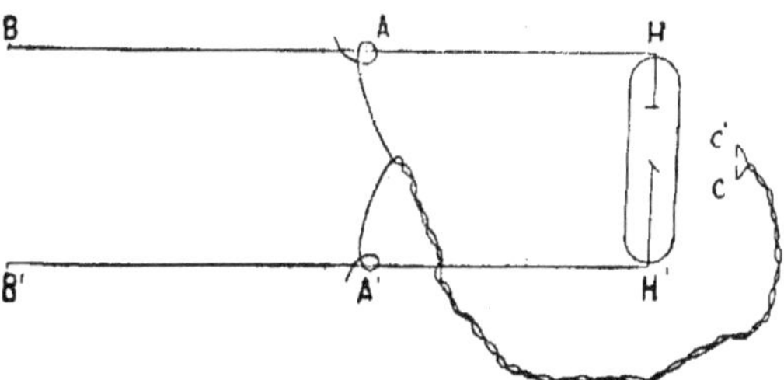

Fig. 1. — Dispositif pour étudier la polarisation des rayons X.

fit part de cette expérience à l'Académie des sciences le 2 février 1903 ; il ne soupçonnait pas à cette époque qu'il y eût, dans le faisceau de radiations émises par l'anticathode du tube de Crookes autre chose que des rayons X et il crut avoir démontré ainsi l'état de polarisation de ces rayons dès leur émission. Mais il s'aperçut bientôt qu'en réalité les rayons X n'étaient pas en cause dans cette expérience.

Le 23 mars suivant, en effet, Blondlot fit une communication intitulée : « Sur une nouvelle espèce de lumière » et dans laquelle il fit connaître que le dispositif précédemment décrit lui avait permis de découvrir que le tube de Crookes émettait des radiations capables de subir la double réfraction et par conséquent aussi la réfraction simple : pour faire la preuve de cette affirmation, Blondlot produisit la déviation des radiations étudiées au moyen d'un prisme de quartz ; en orientant convenablement le prisme, l'étincelle devint beaucoup plus brillante dans les régions voisines de la base du prisme. Ce phénomène était bien dû ici à la réfraction, car si l'on remplaçait le prisme par une lame de même substance à faces parallèles, on n'observait plus aucun effet. L'expérience fut faite de la façon suivante : on fait tomber d'abord le faisceau du tube de Crookes sur l'étincelle, puis on le dévie à l'aide du prisme ; on cherche alors le faisceau en déplaçant latéralement l'étincelle et l'on trouve qu'il est dévié *vers la base* du prisme, comme dans le cas de la lumière.

Après avoir constaté la réfraction, Blondlot put concentrer les rayons à l'aide d'une lentille de quartz, puis il vit qu'ils se réfléchissaient.

De tout cela, il résultait bien que les rayons étudiés ne sont pas ceux de Röntgen, puisque ceux-ci n'éprouvent ni la réfraction, ni la réflexion : au moyen de la petite étincelle, Blondlot avait donc découvert une nouvelle espèce de radiations auxquelles il donna plus tard le nom de *rayons N*, du nom de la ville de Nancy, à l'Université de laquelle ces recherches avaient été faites.

Il est plus juste de désigner ces rayons sous le nom de *radiations Blondlot*, ainsi d'ailleurs qu'on le fait fréquemment déjà.

Blondlot eut vite reconnu que les nouvelles radiations traversent l'aluminium, le bois, le papier noir, etc., qu'elles sont polarisées rectilignement dès leur émission, mais qu'elles ne produisent ni fluorescence, ni action photographique.

Maintenant que nous avons donné un aperçu historique de la découverte des rayons N, nous allons étudier ces rayons, en nous rapprochant autant que possible de la forme didactique, et en essayant de grouper les faits semblables, sans respecter l'ordre chronologique de leur découverte.

2. — PRINCIPALES SOURCES DE RAYONS N.

Nous étudierons d'abord les principales sources de rayons N, celles auxquelles on peut avoir recours pour produire les radiations ; nous diviserons ces sources en sources lumineuses et sources qui n'émettent pas en même temps de lumière.

I. **Sources lumineuses.** — 1° ***Tube de Crookes.*** — Quoique ce soit avec le tube de Crookes que les rayons N ont été découverts, ce n'est pas la source la plus commode, ni la plus riche. Nous avons vu comment et dans quelles conditions il faut opérer pour obtenir des rayons N avec ce tube, nous n'y reviendrons pas.

2° ***Bec Auer.*** — C'est en réfléchissant aux expériences de Rubens que Blondlot pensa qu'un bec Auer devait émettre des rayons N ; pour utiliser cette source, voici comment il convient d'opérer : le bec Auer est enfermé dans une lanterne opaque, close de toutes parts à l'exception d'ouvertures destinées au passage de l'air et des gaz de la combustion ; une fenêtre rectangulaire pratiquée dans une paroi de la lanterne, à la hauteur du manchon incandescent, est fermée par une feuille d'aluminium de $0^{mm},1$ d'épaisseur. La cheminée du bec Auer est en tôle de fer ; une fente large de 2 millimètres et haute de 3,5 centimètres y est pratiquée vis-à-vis du manchon, de façon que le faisceau lumineux qui en sort soit dirigé sur la feuille d'aluminium.

Le faisceau de rayons N qui ont traversé la lame d'aluminium permet de faire toutes les expériences que nous décrirons plus loin. C'est là une bonne source de rayons N.

3° ***Lampe Nernst.*** — On sait que cette lampe est constituée par un conducteur entouré d'oxydes de métaux rares, analogues à ceux du manchon Auer, portés à l'incandescence par l'effet calorifique d'un courant électrique : cette lampe électrique fonctionne ainsi à l'air libre et n'a pas besoin d'être enfermée dans une ampoule vide de gaz, comme les lampes électriques ordinaires. La lampe Nernst est la source qui paraît jusqu'à présent la plus riche en rayons N et c'est d'elle dont s'est servi le plus souvent Blondlot dans ses dernières expériences. Pour réussir à coup sûr, il faut utiliser une lampe de 200 watts, c'est-à-dire consommant deux ampères sous 100-110 volts. Cette lampe, dépourvue de son enveloppe de verre, doit être placée, comme le bec Auer dans une lanterne opaque présentant une partie en aluminium par où sortent les rayons N. Avec cette source, les phénomènes, dit Blondlot, sont assez forts pour être aisément perçus par tout le monde.

4° ***Lames métalliques au rouge.*** — Une lame de tôle, une lame d'argent, chauffées au rouge naissant à l'aide d'un bec Bunsen placé par derrière fournissent des rayons N en grande quantité. Si on dispose une lame d'argent polie de façon que son plan fasse un angle de 45° avec le plan horizontal pendant qu'en dessous de cette lame est un bec Bunsen réglé de manière à porter la lame au rouge cerise, la face supérieure de la lame d'argent émet alors des rayons analogues à ceux du bec Auer ou de la lampe Nernst. En plaçant l'excitateur à étincelles déjà décrit devant une telle lame, Blondlot vit que l'action des rayons sur l'étincelle est beaucoup plus grande quand celle-ci est orientée verticalement, c'est-à-dire dans le plan d'émission, que lorsqu'elle est normale à ce plan : les rayons N émis par la lame polie sont donc polarisés comme le sont la chaleur et la lumière qu'elle émet en même temps. Si on recouvre la lame de noir de fumée, l'intensité de l'émission de rayons N augmente, mais la polarisation disparaît.

5° ***Lumière solaire.*** — Le soleil constitue une source intense de rayons N. Pour le constater, on choisit une chambre dont une fenêtre se trouve exposée au soleil; la chambre étant close de toutes parts, on dispose contre la fenêtre des panneaux intérieurs pleins en bois de chêne, ayant environ 15 millimètres d'épaisseur. En arrière des panneaux, on a une riche émission de rayons N avec lesquels il est facile de se rendre compte de toutes les propriétés que nous ferons connaître plus tard.

II. **Sources non lumineuses.** — Dans tout ce qui précède, nous n'avons parlé que des rayons N émis par un certain nombre de sources lumineuses ; il existe toute une catégorie d'autres sources dont les radiations possèdent les mêmes propriétés que celles des rayons N. Nous allons les examiner successivement.

1° ***Corps à l'état contraint.*** — C'est à la suite d'expériences de Charpentier faites sur le muscle vivant, que Blondlot eut l'idée de chercher si certains corps n'acquièrent pas *par la compression* la propriété d'émettre des rayons N. A cet effet, il comprima, au moyen d'une presse de menuisier, des morceaux de bois, de verre, de caoutchouc, etc., et il constata aussitôt que ces corps étaient devenus *pendant la compression* des sources de rayons N.

On peut obtenir des rayons N avec une canne ordinaire

que l'on plie ; quand la canne se redresse, l'émission de rayons cesse.

Une lame de verre que l'on fléchit, soit à l'aide d'une presse, soit simplement avec les mains, fournit de même des rayons N.

En présence de ces résultats tout à fait remarquables, Blondlot fut conduit à se demander si les corps qui sont d'*eux-mêmes dans un état d'équilibre interne contraint* n'émettent pas de rayons N ; l'expérience démontra qu'il en est bien ainsi. Les *larmes bataviques*, l'*acier trempé*, le *laiton écroui par le martelage*, du *soufre fondu à structure cristalline*, etc., sont des sources *spontanées et permanentes* de rayons N. On a ainsi facilement une émission de rayons N avec un outil d'acier trempé, tel qu'un burin ou une lime, ou même un couteau de poche, sans avoir besoin de les plier ou de les comprimer.

L'émission de rayons N par l'acier trempé paraît avoir une durée indéfinie : des outils de tour datant du XVIIIe siècle et n'ayant pas été trempés depuis l'époque de leur fabrication, émettent des rayons N comme l'acier récemment trempé. Un couteau, provenant d'une sépulture gallo-romaine et datant de l'époque mérovingienne, émet des rayons N tout autant qu'un couteau moderne. L'émission des rayons N par cette lame d'acier trempé persiste ainsi depuis plus de douze siècles, et ne paraît pas s'être affaiblie.

D'où vient l'énergie que représente l'émission de ces radiations dans les corps en état d'équilibre moléculaire contraint ? D'après Blondlot, cette énergie serait vraisemblablement empruntée à l'énergie potentielle qui correspond à l'état contraint : cette dépense est sans doute extrêmement faible, puisque les effets des rayons N le sont eux-mêmes. C'est cette faible dépense qui permet d'expliquer la durée en apparence illimitée de l'émission.

Disons enfin que la torsion produit des effets analogues à ceux de la compression.

2° ***Corps sonores.*** — L'émission de rayons N par les corps à l'état contraint conduisit Macé de Lépinay à penser que les vibrations sonores devaient produire les mêmes effets : un corps vibrant subit en effet des déformations alternatives, faibles il est vrai, mais qui se répètent un grand nombre de fois par seconde. L'expérience a justifié ces prévisions.

Les sources sonores qui ont donné les meilleurs résultats sont un diapason, un timbre de bronze, un gros cylindre d'acier (son produit ut_3).

L'émission de rayons N se constate tant que durent les vibrations sonores; à mesure que le son s'éteint, les rayons émis vont aussi en s'affaiblissant progressivement. Une remarque importante a montré à Macé de Lépinay que le corps sonore n'est pas la source exclusive de rayons N : en effet, lorsqu'un corps vibre en se partageant en nœuds et en ventres, les déformations sont, comme on sait, constamment nulles au niveau des ventres : or l'émission de rayons N est toujours constatée au voisinage d'un ventre, par exemple près des extrémités des branches d'un diapason. La cause de la production des rayons N en ces points réside dans les déformations subies par l'air qui transmet les vibrations. En effet, si l'on prend une sirène comme source sonore, le seul corps vibrant est l'air ; or, dans ces conditions, l'émission de rayons N se constate nettement au-dessus et en dehors du disque tournant.

3° ***Champ magnétique.*** — Puisque les corps, solides

ou gazeux, placés dans un état moléculaire contraint, sont des sources de rayons N, il y avait lieu de se demander si cette propriété ne s'étendrait pas au genre de contrainte qui, d'après les idées de Faraday, règne dans un champ magnétique. Gutton a montré qu'il en était bien ainsi : un barreau aimanté fournit une émission de rayons N au voisinage des pôles, ou du moins agit sur un corps phosphorescent comme le font les rayons N.

Pour éliminer l'action de la trempe, l'aimant doit être recouvert d'une feuille de plomb qui arrête les rayons N dus à l'état contraint de l'acier. D'ailleurs, on peut produire le champ magnétique à l'aide d'une bobine parcourue par un courant. Les extrémités deviennent une source de rayons N.

Il faut que le champ magnétique soit non uniforme pour observer l'émission des rayons ; ainsi le champ magnétique terrestre qui est uniforme ne donne pas de rayons N.

Le champ magnétique créé par un seul fil conducteur traversé par un courant constitue un moyen très sensible d'obtenir des rayons N : le courant n'a même pas besoin d'être très intense. Avec un élément Daniel et une résistance de 100000 ohms, Gutton a nettement constaté l'émission de rayons N.

Si un champ magnétique uniforme ne donne pas une émission de rayons N dans les conditions ordinaires, il devient capable de fournir ces rayons lorsque l'on fait varier son intensité.

De même, si l'on vient à faire varier la direction des lignes de force d'un champ uniforme, il y a émission de rayons N à l'endroit où se produisent des forces électromotrices d'induction (Gutton).

4° *Oscillations hertziennes.* — Les faits précédents firent penser à Gutton qu'un oscillateur de Hertz qui produit autour de lui des forces électromotrices très intenses pourrait devenir une source de rayons N.

La confirmation de cette idée a été faite à l'aide d'un petit oscillateur Blondlot, ayant 2 centimètres de diamètre, noyé dans l'huile de vaseline; les oscillations électriques étaient conduites par deux fils à deux petites antennes de 4 centimètres de longueur, disposées suivant la ligne focale d'un miroir de zinc en forme de cylindre parabolique. Le faisceau de rayons de force électrique réfléchi était reçu par un second miroir identique. Dès que les ondes électriques sont envoyées aux antennes du miroir transmetteur, l'émission de rayons N se constate au foyer du miroir récepteur.

L'expérience de Hertz sur la polarisation des ondes électriques montre bien que ce sont elles qui produisent les rayons N et que ceux-ci ne sont pas dus à des phénomènes parasites accompagnant ces expériences.

5° *Gaz liquéfiés.* — Au voisinage d'un gaz liquéfié, on constate l'émission de rayons N : en se servant d'un tube de Natterer contenant de l'acide carbonique, Bichat a trouvé une émission de rayons dans la région du tube qui contient le gaz liquéfié, mais pas du tout dans la partie supérieure où existe le fluide à l'état gazeux. Avec le protoxyde d'azote, l'anhydride sulfureux liquéfiés, la même constatation a été faite. Il est intéressant de noter que si l'on porte un tube à CO^2 à une température supérieure au point critique de ce gaz, vers 40° par exemple, il n'émet plus de rayons N : si on laisse refroidir, on peut voir qu'à un moment donné il se fait une brusque émission de rayons N : à ce moment-là, il se forme un brouillard annonçant la liquéfaction de CO^2.

L'air liquide émet aussi des rayons N et cette émission dure jusqu'au moment où la dernière goutte d'air s'évapore.

Bichat, à qui sont dues ces intéressantes expériences, a aussi vu que le gaz ozone est une source de rayons N.

6° ***Substances odorantes.*** — En étudiant l'action des rayons N sur l'olfaction, A. Charpentier a découvert que réciproquement, les substances capables d'exciter les nerfs olfactifs sont une source de rayons N : ceux-ci traversent les bouchons, les plaques d'aluminium.

Les diverses odeurs qui ont été examinées sous ce rapport sont : les essences de cassia, de lavande, de thym, le camphre, l'éther, l'iodoforme, etc.

L'émission de rayons N par toutes ces substances est très nette.

7° ***Ferments solubles.*** — Les ferments digestifs des matières albuminoïdes fournissent une émission de rayons N, ainsi que Lambert l'a constaté. Voici une expérience qui montre comment on peut opérer : un petit morceau de fibrine est placé à l'étuve à 38° dans un tube à essai contenant du suc pancréatique activé par de la kinase : la digestion de la fibrine est accompagnée d'une émission de rayons N qui cesse un certain temps après la disparition du flocon digéré. D'après Lambert, les rayons N fournis dans ces conditions seraient le résultat de phénomènes identiques à ceux produits par l'état contraint.

8° ***Tissus végétaux.*** — Ed. Meyer a reconnu que des rayons N sortent des différentes parties d'une plante : l'émission est faible au niveau des fleurs, beaucoup plus accentuée pour les parties vertes des tiges et surtout des feuilles.

Ce fait s'expliquerait par les phénomènes de compression qui existent dans les diverses parties de la plante. L'émission des rayons N paraît être en rapport avec l'activité du protoplasma végétal, ou avec son évolution.

On pouvait objecter que les plantes fournissaient des rayons N secondairement, par emmagasinement; pour lever cette objection, Meyer a opéré sur des végétaux placés à l'obscurité depuis un certain nombre de jours. Ainsi, il examina des plantes, des oignons, des graines semées et maintenues dans une obscurité complète: chaque fois, il put constater l'émission des rayons N et celle-ci n'était pas différente de celle des mêmes tissus végétaux exposés à la lumière.

9° **Corps humain.** — Nous avons réservé pour la fin de cette énumération des sources de rayons N, celle qui intéresse le plus le biologiste et le médecin; c'est dans la séance du 14 décembre 1903 de l'Académie des sciences que Aug. Charpentier fit connaître que les tissus vivants sont capables d'émettre des rayons N. Il faut ici faire remarquer que l'éminent professeur de physique biologique de Nancy n'a jamais eu la prétention d'avoir le premier émis l'idée qu'en dehors des radiations calorifiques, il émane du corps humain d'autres radiations de nature plus ou moins inconnue. Cette idée est en effet vieille de plusieurs siècles et se retrouve notamment dans les tableaux des peintres mystiques, dans le fluide des magnétiseurs, etc. Charpentier s'est borné à montrer par des expériences nouvelles qu'il émane du corps humain des radiations de Blondlot caractérisées par leurs propriétés que nous apprendrons plus tard à connaître. Ces *radiations physiologiques*, comme nous les appellerons, n'ont donc rien de commun avec de prétendues nouvelles radiations que certains auteurs déclarent avoir pu photographier: la meilleure preuve c'est que les radiations de Blondlot n'impressionnent pas la plaque photographique.

Si le corps humain émet des rayons N dans son entier, c'est surtout au voisinage des *muscles* que cette émission existe et elle est d'autant plus grande que le muscle considéré est contracté plus fortement.

Le *tissu nerveux* fournit aussi des rayons N qui sont d'autant plus intenses que le fonctionnement du nerf est plus parfait.

On peut, par la recherche des rayons N émis, et quoique l'observation soit assez délicate, *reconnaître la présence d'un nerf superficiel* et le suivre (nerf médian, nerf cubital). L'émission des rayons N par les tissus ne s'observe pas seulement au contact de la peau; elle est perçue à distance, à l'intensité près.

La même objection que celle relative aux rayons N émis par les plantes se retrouve ici : ces rayons N ne proviennent-ils pas de l'emmagasinement des radiations N provenant du soleil pendant le jour? Charpentier fit, pour y répondre, l'observation d'un sujet resté pendant neuf heures dans la plus complète obscurité, et il constata que les rayons N étaient émis de la même façon.

Cette découverte de Charpentier est très importante, on le comprend aisément; il y a là en effet une nouvelle, méthode d'exploration pour l'activité musculaire et nerveuse : pour cette dernière surtout, cette étude peut devenir extrêmement précieuse, car les réactions extérieures du système nerveux étaient nulles jusqu'à présent; on ne pouvait apprécier ses effets que secondairement par la contraction musculaire ou par la sensation.

Nous n'avons voulu considérer le corps humain que comme *source* de rayons N que nous désignerons dans ce cas sous le nom de *radiations physiologiques*; nous étudierons ces radiations plus loin.

Les tissus des autres animaux fournissent eux aussi des rayons N, ce qui n'est que très naturel : c'est toujours au niveau des muscles et des nerfs en activité que l'émission se fait le plus nettement. Sur la grenouille, Charpentier a constaté l'émission de rayons N à une température inférieure à la température ambiante.

III. **Sources secondaires de rayons N (Radiations N induites).** — Il existe des corps qui, comme dans le cas de la lumière, ou de la radio-activité, possèdent la propriété d'émettre des rayons N *après avoir subi*, pendant un certain temps, *l'action de ces mêmes radiations*. Ces corps fournissent secondairement des rayons N, auxquels on peut donner le nom, par analogie avec les corps radio-actifs, de *rayons N induits*.

Cette propriété fut découverte par Blondlot de la façon suivante : au cours de ses recherches, il concentrait les rayons N provenant d'un bec Auer au moyen d'une lentille de *quartz* : le bec ayant été éteint et enlevé de la lanterne, il constata que la lentille émettait des rayons N, en quantité aussi grande que la source primitive; autrement dit, rien n'était changé dans cette émission par la suppression du bec Auer, sauf que les actions observées s'affaiblissaient progressivement; au bout de vingt minutes elles existaient encore, mais étaient à peine sensibles.

En étudiant de près les circonstances du phénomène, Blondlot ne tarda pas à reconnaître que la lentille en quartz était devenue elle-même une source de rayons N. Il prit alors une lame de quartz, épaisse de 15 millimètres, et l'exposa aux rayons N émis par un bec Auer à travers deux feuilles d'aluminium et du papier noir. Cette lame devint active comme la lentille.

Les rayons N ainsi *emmagasinés* par le quartz et émis secondairement s'ajoutent à ceux émanés directement de la source primitive ; cette émission secondaire a bien son siège dans toute la masse du quartz, et non pas seulement à sa surface, car si l'on place successivement plusieurs lames de quartz l'une sur l'autre, on voit l'effet augmenter à chaque lame ajoutée.

Le *spath d'Islande*, le *spathfluor*, la *barytine*, le *verre*, etc. se comportent comme le quartz. Le filament d'une lampe Nernst reste actif pendant plusieurs heures après que la lampe a été éteinte.

L'aluminium, le bois, le papier sec ou mouillé, la paraffine ne jouissent pas de la propriété d'emmagasiner les rayons N.

Le *sulfure de calcium* (dont nous aurons à parler si souvent dans la suite) présente le rayonnement N induit : Blondlot ayant enfermé un peu de ce sulfure dans du papier, puis l'ayant exposé aux rayons N, constata qu'il émettait à son tour ces mêmes rayons.

Puisque le soleil constitue une source intense de rayons N, il était probable, d'après ce qui précède, que certains corps préalablement insolés devaient pouvoir fournir secondairement des rayons N. En effet, l'expérience démontra que des *cailloux*, ayant été soumis pendant toute la journée aux rayons du soleil, émettaient spontanément des rayons N.

Des fragments de *pierre calcaire*, de *brique*, produisent des actions analogues. Ce qu'il y a de remarquable, c'est que l'activité induite de tous ces corps persiste encore au bout de quatre jours, sans affaiblissement bien sensible.

Il faut toutefois avoir soin, pour observer ces rayons N émis secondairement, de *bien dessécher* la surface de ces corps ; nous saurons bientôt pourquoi.

Les substances liquides sont capables, elles aussi, d'emmagasiner les rayons N et d'émettre ensuite ces rayons : l'*eau salée*, les *milieux de l'œil*, humeur aqueuse et humeur vitrée, donnent naissance à une émission secondaire de rayons N. Si l'on rapproche l'emmagasinement des rayons du phénomène de la phosphorescence, on a là le premier exemple d'une phosphorescence dans des milieux liquides.

L'expérience de cette activité induite peut se faire facilement pour l'œil avec un œil de bœuf frais débarrassé de ses muscles et des tissus adhérents à la sclérotique : cet œil exposé au soleil devient une source secondaire de rayons N (Blondlot).

L'emmagasinement des rayons N par les milieux de l'œil doit être noté soigneusement dès maintenant : ce phénomène nous permettra d'expliquer plus tard le *temps perdu* qui existe dans les observations d'émission des rayons N.

L'eau de la mer emmagasine les rayons N, et il est possible que cette activité induite joue un rôle resté jusqu'ici inaperçu dans certains phénomènes de la vie animale ou végétale.

Disons encore que l'hyposulfite de soude, solide ou en solution, emmagasine énergiquement les rayons N.

3. — MOYENS PROPRES A DÉCELER L'ÉMISSION DES RAYONS N.

Maintenant que nous connaissons les sources des rayons N, et les corps capables de les émettre, primitivement ou secondairement, il faut nous demander comment on peut mettre en évidence ces radiations.

D'une façon générale, c'est à l'aide d'un corps lumineux, doué d'un faible pouvoir éclairant ou d'un faible éclat que l'on arrive à déceler l'émission des rayons N ; nous allons passer en revue ces différents réactifs.

1° **Étincelle.** — C'est, par ordre chronologique, le premier moyen utilisé par Blondlot, nous le savons, pour déceler les rayons N : sous leur influence, l'éclat d'une petite étincelle est augmenté.

Si l'on interpose entre elle et la source un écran de plomb ou la main, *cet éclat diminue* ; il augmente de nouveau et l'*étincelle devient plus violette* lorsqu'on enlève l'écran.

Pour mieux saisir les variations subies par l'étincelle, Blondlot recommande de se servir d'un morceau de verre dépoli, tenu à environ 2 centimètres en avant de l'étincelle. L'œil apprécie plus facilement les variations d'aspect de la surface de verre, variations liées à celles de l'étincelle, que lorsqu'on regarde directement cette dernière.

Ce procédé est difficile à employer, mais il est précieux, car il permet, comme nous le verrons, de photographier les effets des rayons N. Les dispositifs suivants demandent moins de précautions.

2° **Petite flamme.** — L'étincelle doit-elle sa propriété d'être sensible aux rayons N à un phénomène électrique ou à un phénomène d'incandescence ?

Telle est la question que s'est posée Blondlot : si c'est la dernière hypothèse qui est vraie, on devait pouvoir remplacer l'étincelle par une flamme : c'est ce que l'expérience confirma. En produisant une toute petite flamme de gaz à l'extrémité d'un tube à orifice très fin, Blondlot constata qu'elle se comportait, sous l'influence des rayons N, comme la petite étincelle. La flamme doit avoir à peine 1 millimètre de hauteur et être bleue : quand elle reçoit des rayons N, elle devient *plus lumineuse et plus blanche*.

Comme pour l'étincelle, on obtient une plus grande sensibilité, en plaçant en avant de la petite flamme un verre dépoli : on a ainsi, au lieu d'un point brillant très petit, une tache lumineuse d'environ 2 centimètres de diamètre d'un éclat beaucoup moindre et dont l'œil apprécie beaucoup mieux les variations.

3° **Fil de platine incandescent.** — L'action des rayons N sur la petite flamme donna à Blondlot l'idée d'essayer s'ils n'exerceraient pas une action analogue sur un corps solide incandescent : à cet effet, un fil de platine d'environ 0mill.1 de diamètre et de 15 millimètres de longueur fut porté au rouge sombre par un courant électrique. Sur ce fil fut dirigé un faisceau de rayons N émis par un bec Auer à travers des écrans de bois et d'aluminium et concentrés par une lentille de quartz ; le fil était observé à travers un verre dépoli fixé à environ 3 centimètres en avant. Dans ces conditions, si l'on vient à interposer un écran de plomb sur le trajet des rayons N, on voit la tache lumineuse formée sur le verre *diminuer d'éclat* ; lorsque l'on enlève l'écran, la tache *reprend son premier éclat*. Ces actions, il ne faut pas l'oublier, ne sont pas instantanées.

Une objection toutefois pouvait être faite : l'augmentation d'incandescence n'est-elle pas le résultat d'un échauffement par les rayons N ? Pour y répondre, Blondlot a mesuré la résistance électrique du fil de platine ; pour cela, l'intensité du courant qui traverse le fil est réglée de façon à le porter au rouge sombre; ce fil est tendu entre deux pinces reliées aux bornes d'un électromètre capillaire. Sur l'un des conducteurs est intercalée une force électromotrice, réglable à volonté, produite par dérivation du circuit d'une pile auxiliaire; cette force électromotrice est réglée de façon que l'électromètre soit au zéro. Toute variation de la résistance du fil de platine produit une déviation de l'électromètre. Or, les rayons N ayant été dirigés sur le fil, *aucune déviation du ménisque* ne put être observée.

Cette expérience vérifie bien que les rayons N n'élèvent pas la température du fil, car la méthode employée est si sensible qu'une élévation de 1° aurait fait dévier l'électromètre de 15 divisions.

4° ***Sulfure de calcium phosphorescent***. — Un autre réactif d'un emploi extrêmement commode, et qui est devenu le détecteur le plus employé des rayons N, est le sulfure de calcium phosphorescent.

Les rayons N sont incapables d'exciter la phosphorescence dans les corps susceptibles d'acquérir cette propriété par l'action de la lumière, mais lorsqu'un tel corps, le sulfure de calcium par exemple, a préalablement été rendu phosphorescent par l'insolation, si on vient à l'exposer aux rayons N, on voit *l'éclat de la phosphorescence augmenter notablement*. Ni la production, ni la cessation de cet effet ne sont instantanées.

C'est, parmi les actions que produisent les rayons N, la plus facile à constater. Cette propriété des rayons N est analogue à celle des rayons rouges et infra-rouges qui a été découverte par Ed. Becquerel; elle est analogue aussi à l'action de la chaleur sur la phosphorescence; toutefois il a été impossible de constater un épuisement plus rapide de la capacité phosphorescente sous l'action des rayons N, comme cela a lieu avec la chaleur.

Nous devons indiquer quelques précautions à prendre pour employer le sulfure de calcium comme réactif des rayons N : il arrive assez fréquemment que l'observateur, en regardant le sulfure de calcium phosphorescent, ait l'impression que celui-ci subit spontanément de notables variations d'éclat. Ces apparences sont dues à ce que l'œil ne s'est pas assez habitué à l'obscurité, ou est fatigué, ou le plus souvent fait un effort trop grand. Il faut se placer bien en face de la surface recouverte de sulfure, *sur une normale à celle-ci*, à une distance variable avec l'état statique de l'œil et l'acuité visuelle : il faut en outre *regarder* un peu *vaguement*, de manière à avoir plutôt une vision indirecte du sulfure, c'est-à-dire que son image se forme plutôt sur les régions périphériques de la rétine que sur la macula lutea. On doit ne pas ignorer que l'œil est presque toujours plus sensible aux diminutions qu'aux augmentations de luminosité. On s'aperçoit d'ailleurs rapidement avec quelque habitude qu'il y a une intensité de la phosphorescence qui donne la plus grande sensibilité.

Comment convient-il de disposer le sulfure de calcium? On peut se servir de papier noir sur lequel le sulfure est étalé de manière à former des figures quelconques : un bon moyen consiste à établir une ligne de taches circulaires (fig. 2) ayant environ 6 millimètres de diamètre et distantes de 2 millimètres. Un autre dispositif consiste à employer la figure formée par deux pointes très aiguës en carton recouvertes de sulfure de calcium (fig. 3) et peu éloignées l'une de l'autre; lorsqu'elles augmentent d'éclat, l'œil subit une

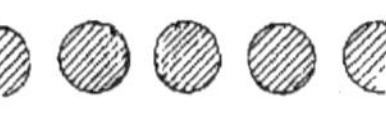

Fig. 2. — Taches de sulfure de calcium.

illusion d'optique qui fait croire à un rapprochement des pointes en B.

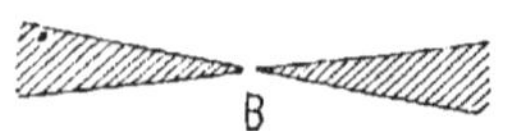

Fig. 3. — Deux pointes recouvertes de sulfure.

Pour observer une émission assez intense de rayons N, on peut utiliser un large écran ABCD en carton recouvert de sulfure de calcium délayé dans du collodion; on pose sur cet écran (fig. 4) préalablement insolé un objet Z à contours bien découpés, une clé, un robinet. En se plaçant à quelque distance de cet écran, de manière à ne plus voir les contours avec une netteté parfaite, on constate facilement, lorsque les rayons N tombent sur le système, que la netteté s'établit peu à peu et que la silhouette de l'objet se détache beaucoup mieux sur le fond phosphorescent. Dès que les rayons N sont interceptés, les contours de l'objet redeviennent flous.

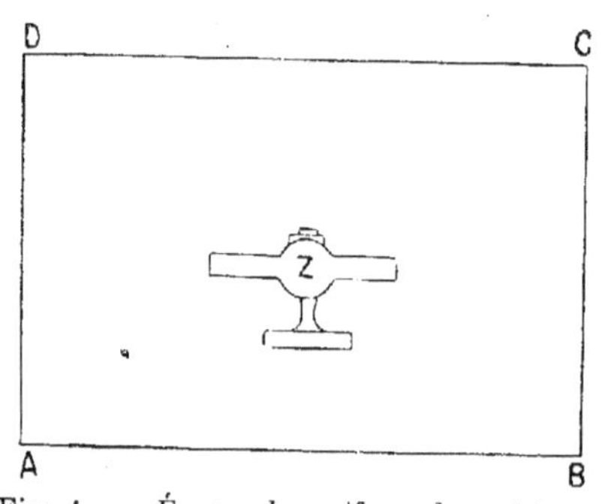

Fig. 4. — Écran de sulfure de calcium.

Si l'on veut localiser avec précision un pinceau de rayons N, il faut se servir, comme l'a fait Blondlot, d'un carton mince dans lequel on a pratiqué une fente C (fig. 5) très étroite et dans laquelle on tasse du sulfure de calcium; les variations d'éclat du sulfure deviennent, dans ces conditions, très appréciables, même pour un observateur peu exercé, et avec une sûreté remarquable.

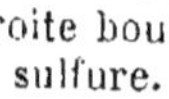

Fig. 5. — Fente étroite bourrée de sulfure.

Tout récemment, A. Broca a indiqué un dispositif qui paraît très sensible : on ferme un tube de plomb de 5 à 6 centimètres de longueur (fig. 6) par un petit bouchon de bois dur E; sur l'une des faces, on trace une figure en forme de dièze et, après l'avoir enduite de collodion, on répand un peu de sulfure de calcium, on enlève avec le doigt l'excès de sulfure, en sorte qu'il n'en reste que dans les sillons tracés sur la plaque de bois. Un tel écran est d'une observation facile, car il a un faible retard qui rend plus précis la mémoire de son état antérieur.

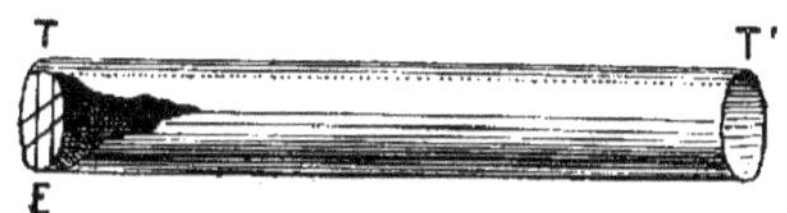

Fig. 6. — Tube de plomb fermé par un écran au sulfure.

Au lieu de regarder directement la surface phosphorescente, on peut utiliser la petite quantité de lumière émise par le sulfure de calcium pour éclairer un écran diffuseur en verre dépoli dont l'éclat subit des variations correspondant à celles du sulfure. Charpentier s'est servi à cet effet du dispositif suivant (fig. 7) : le sulfure de calcium est étalé en $a\ b$ sur un bouchon de liège B, fixé à l'extrémité d'un tube de plomb T, entouré lui-même d'un autre tube à coulisse T′ fermé par un verre dépoli V : on peut ainsi, grâce à la coulisse, faire varier l'éclat du verre dépoli.

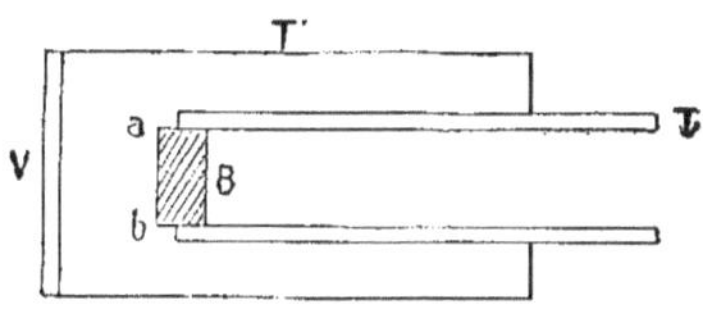

Fig. 7. — Dispositif de Charpentier.

Nous avons indiqué (1) un dispositif un peu différent,

(1) *Société médicale des hôpitaux de Lyon*, mars 1904.

consistant à prendre deux tubes de laiton capables de glisser l'un dans l'autre à frottement doux (fig. 8) ; le tube extérieur TT' est fermé par un disque de carton SS' enduit de sulfure de calcium insolé fortement; le tube intérieur $T_1 T_1'$ qui glisse dans le premier porte à son

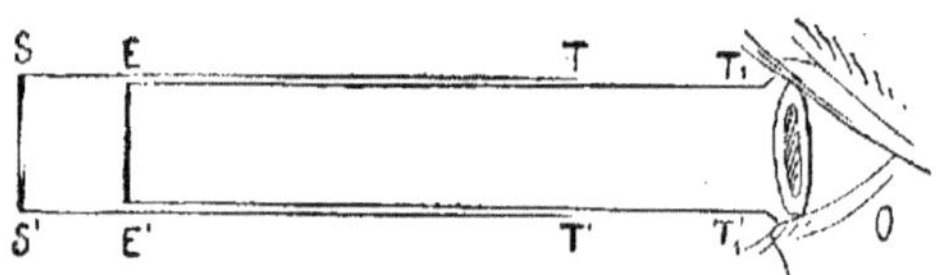

Fig. 8. — Dispositif de l'auteur.

extrémité placée du côté du sulfure un morceau de papier huilé ou de verre dépoli EE'. L'œil étant appliqué à l'autre extrémité de ce tube, on règle le tirage du tube $T_1 T_1'$ jusqu'à ce que l'on commence à voir l'écran diffuseur légèrement éclairé. Dans ces conditions, les moindres variations de l'éclat du sulfure sous l'influence des rayons N sont nettement et facilement perçues.

L'avantage de ces dispositifs, c'est de permettre l'observation à tout instant et sans être obligé d'attendre que la phosphorescence ait acquis un degré voulu, ce qui demande un temps assez long, lorsque l'insolation a été trop forte.

Ce que nous avons dit à propos de l'emmagasinement des rayons N permet de se rendre compte de l'absence d'instantanéité dans les variations d'éclat d'une masse de sulfure de calcium soumise à l'action des rayons N : grâce en effet à l'emmagasinement de ces rayons par le sulfure, les différentes portions de la masse phosphorescente se renforcent mutuellement; mais comme, d'une part, l'emmagasinement est progressif, et comme, d'autre part, la provision emmagasinée ne s'épuise pas instantanément, il en résulte que lorsqu'on fait tomber des rayons N sur du sulfure phosphorescent, leur effet doit croître lentement et que lorsqu'on les supprime, leur effet ne peut s'éteindre que progressivement.

5° ***Insectes phosphorescents.*** — A. Charpentier a découvert que la phosphorescence d'origine animale pouvait, comme celle des corps inertes, servir de réactif des rayons N. C'est ainsi que la luminescence du ver luisant commun (*lampyre noctiluque*) augmente sous l'influence des rayons N et reprend sa valeur primitive quand les rayons cessent d'agir.

Les bacilles phosphorescents (*photobacterium phosphorescens*, *phosphobacterium italicum*) réagissent, sous l'influence des rayons N, comme le sulfure de calcium. On sait que chez ces bacilles la phosphorescence diminue quand la température s'élève au-dessus de 25 ou 30 degrés.

6° ***Surfaces faiblement éclairées.*** — On peut remarquer que les réactifs précédents sont constitués par des corps lumineux peu intenses dont l'éclat augmente quand ils reçoivent un faisceau de rayons N. Il était logique de se demander, comme n'a pas manqué de le faire Blondlot, si l'on ne pouvait pas généraliser en employant un corps n'émettant pas de lumière par lui-même, mais renvoyant celle qui lui vient d'une source extérieure. L'expérience montra qu'il en est bien ainsi : une *bande de papier blanc*, longue de 5 centimètres et large de 2 millimètres, fut fixée verticalement à un support et éclairée faiblement, dans l'obscurité, au moyen d'une petite flamme renfermée dans une boîte percée d'une fente verticale. En faisant tomber un faisceau de rayons N sur la bande de papier, celle-ci prit un certain éclat; en interceptant les rayons N avec la main ou un écran de plomb, le petit rectangle de papier s'assombrit et ses contours perdirent leur netteté. La lumière diffusée par le papier est donc accrue par l'action des rayons N.

Il n'y a pas que la lumière diffusée qui puisse subir des variations sous l'influence des rayons N; la lumière réfléchie spéculairement est, elle aussi, modifiée par ces rayons. L'expérience a été faite par Blondlot avec une aiguille à tricoter en acier poli, assujettie verticalement et éclairée faiblement.

En plaçant convenablement l'œil et la fente, l'image de celle- i apparaît par réflexion sur le cylindre d'acier. En faisant tomber des rayons N sur la surface réfléchissante de l'aiguille, Blondlot constata que l'image est renforcée, car si l'on vient à intercepter les rayons N, cette image s'assombrit et devient rougeâtre.

Pour faire toutes ces expériences avec succès, il ne faut pas oublier que l'aptitude à saisir de faibles variations d'intensité varie beaucoup d'une personne à une autre; certaines personnes voient du premier coup et sans aucune difficulté le renforcement que les rayons N produisent dans l'éclat d'une petite source lumineuse; pour d'autres, ces phénomènes sont presque à la limite de ce qu'elles peuvent distinguer, et ce n'est qu'après un certain temps d'exercice qu'elles parviennent à les saisir couramment et à les observer en toute sûreté. La petitesse de ces effets et la délicatesse de leur observation doivent être connues de ceux qui veulent faire l'étude de ces nouvelles radiations.

7° ***Particularités de l'action des rayons N sur ces surfaces***. — Nous venons de dire qu'une surface faiblement éclairée devient *plus lumineuse* sous l'action des rayons N, quand on la regarde *normalement*; Blondlot a constaté que les choses se passaient inversement, lorsque la surface est regardée *tangentiellement* : l'action des rayons N la rend alors *moins lumineuse*. Dans une direction intermédiaire, *on ne voit aucun effet appréciable*; c'est ce qui explique ce fait constaté dans toutes les expériences sur les rayons N, que seul, l'observateur placé exactement en face de l'écran sensible, aperçoit l'effet des rayons. Cela montre aussi combien il serait illusoire de chercher à rendre un auditoire témoin de ces expériences.

Les vibrations sonores, un champ magnétique, une force électromotrice sur une surface faiblement lumineuse diminuent l'éclat de celle-ci, quand on la regarde tangentiellement.

Les particularités que nous venons de signaler permettent immédiatement de distinguer l'augmentation d'éclat d'un écran phosphorescent soumis à l'action de la chaleur de celle qui résulte de l'action des rayons N. En effet, la chaleur produit l'augmentation de la phosphorescence *dans toutes les directions* comprises entre le plan tangent et la normale.

4. — ENREGISTREMENT PHOTOGRAPHIQUE DE L'ACTION DES RAYONS N.

Nous avons déjà dit que les rayons N n'ont aucune action sur la plaque sensible : il est néanmoins possible d'utiliser la photographie, comme l'a fait Blondlot, pour déceler leur présence. On y est parvenu, en faisant agir pendant un temps déterminé une petite source lumineuse sur une plaque sensible, tandis que cette source est soumise à l'action des rayons N, puis répétant l'expérience pendant le même temps et dans des conditions identiques, à cela près que les rayons N sont supprimés : l'impression produite est notablement plus intense dans le premier cas que dans le second.

Voici comment a opéré Blondlot : une petite étincelle électrique est prise comme source de lumière et comme réactif des rayons N : la figure 9 montre une coupe horizontale de l'appareil employé, CD est la plaque photographique ayant 13 centimètres de largeur, I est l'étincelle renfermée dans une boîte de carton EFGH, ouverte seulement du côté de la plaque et ne permettant à l'étincelle d'agir que sur la moitié CM de celle-ci ; AB est un écran en plomb revêtu de papier mouillé et solidaire du châssis qui contient la plaque. Les rayons N sont envoyés suivant la flèche NN' ; mais ils sont arrêtés et l'étincelle, pendant qu'elle impressionne la moitié CM de la plaque, *est à l'abri des rayons N.*

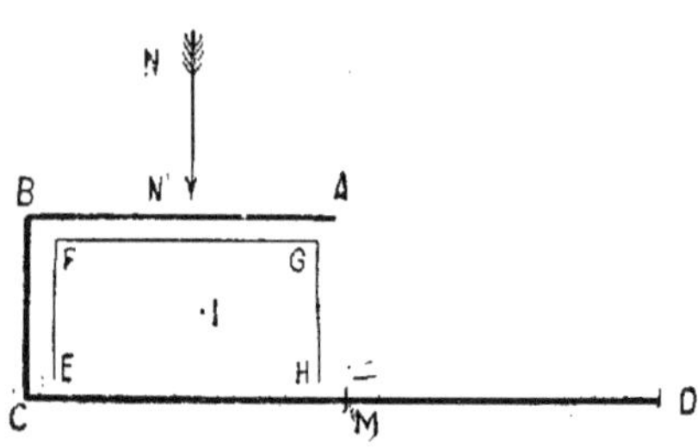

Fig. 9. — Premier temps de l'enregistrement.

Maintenant, donnons au châssis contenant la plaque une translation vers la droite égale à la moitié de sa largeur (fig. 10) ; la moitié MD de la plaque prend ainsi la place qu'occupait CM et cette fois l'écran AB, emporté par le châssis, *n'est plus interposé* sur le trajet des rayons N ; la moitié MD de la plaque reçoit

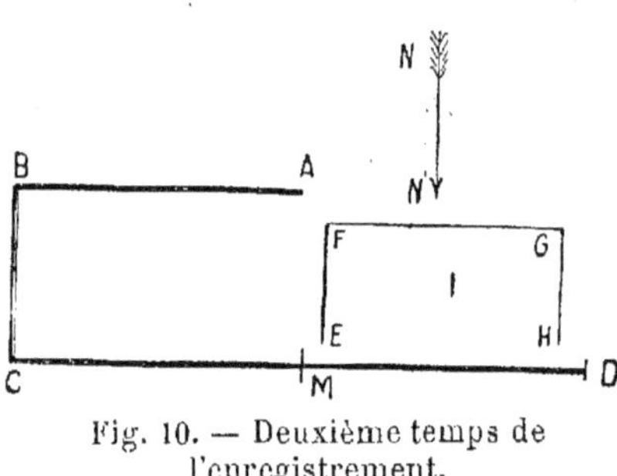

Fig. 10. — Deuxième temps de l'enregistrement.

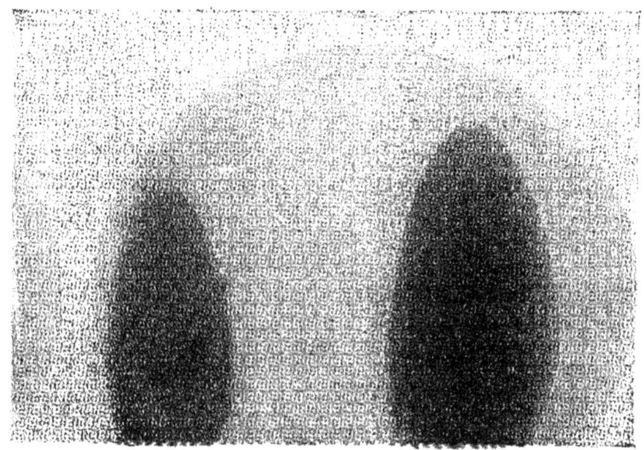

Fig. 11. — Impressions photographiques : à gauche, sans rayons N ; à droite, avec rayons N produits par une lampe Nernst.

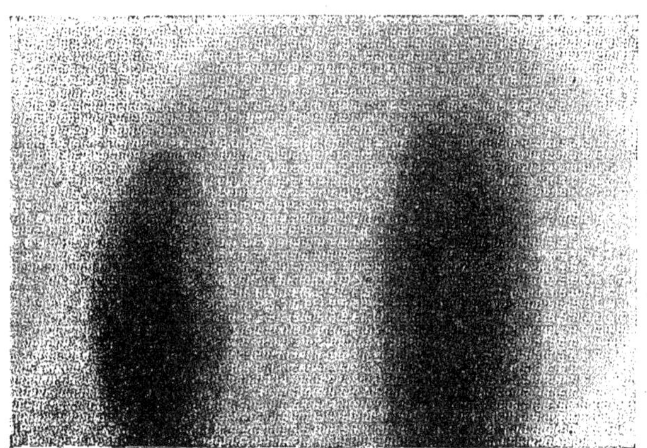

Fig. 12. — Impressions photographiques : à gauche, sans rayons N ; à droite, avec rayons N produits par deux grosses limes.

donc l'action de l'étincelle *soumise aux rayons N*. Cela posé, maintenons d'abord la plaque dans la première des positions indiquées pendant cinq secondes, puis dans la deuxième, pendant cinq secondes également : ramenons-la à la première position et recommençons un certain nombre de fois la double opération qui vient d'être décrite. Au bout d'un temps égal à un multiple pair de cinq secondes, par exemple au bout de cent secondes, chacune des moitiés de la plaque aura posé devant l'étincelle pendant des temps égaux ; seulement, pendant que MD posait, il y avait des rayons N, et pendant que CM posait, il n'y en avait pas.

A 2 centimètres environ de l'étincelle et faisant face à la plaque, une lame de verre dépoli était fixée ; la lumière de l'étincelle produit sur ce verre dépoli une tache éclairée étendue donnant sur la plaque photographique des impressions d'une forme plus régulière. Il faut obtenir avant tout une étincelle régulière et extrêmement faible pour être bien sensible à l'action des rayons N.

Blondlot a fait ainsi une quarantaine d'expériences en employant différentes sources de rayons N, lampe Nernst, bois comprimé, acier trempé, larmes bataviques, etc. ; les photographies obtenues sont très démonstratives, ainsi qu'on s'en rend compte par l'examen des photogravures ci-contre (fig. 11 et 12).

La figure 11 est relative aux rayons N produits par une lampe Nernst ; le côté gauche correspond toujours à l'absence de rayons N.

La figure 12 donne de même le résultat d'une expérience avec des rayons N produits par deux grosses limes.

Ces figures suffisent pour montrer l'influence des rayons N sur l'impression photographique.

Cet enregistrement est précieux, car il constitue un procédé objectif d'étude des rayons N ; il faut espérer que l'on arrivera à enregistrer aussi l'action des rayons N sur le sulfure de calcium phosphorescent, malgré les faibles propriétés actiniques de ce corps.

5. — PROPRIÉTÉS PHYSIQUES.

Maintenant que nous savons produire les rayons N et reconnaître leur émission, étudions-en les propriétés. Nous classerons celles-ci en *propriétés physiques* et en *propriétés physiologiques*.

Nous avons déjà vu que les rayons N subissaient la réflexion, la réfraction et la polarisation. On devait donc s'attendre à ce qu'ils soient dispersés par le prisme.

1° ***Dispersion.*** — La dispersion des rayons N a été étudiée par Blondlot au moyen du dispositif suivant

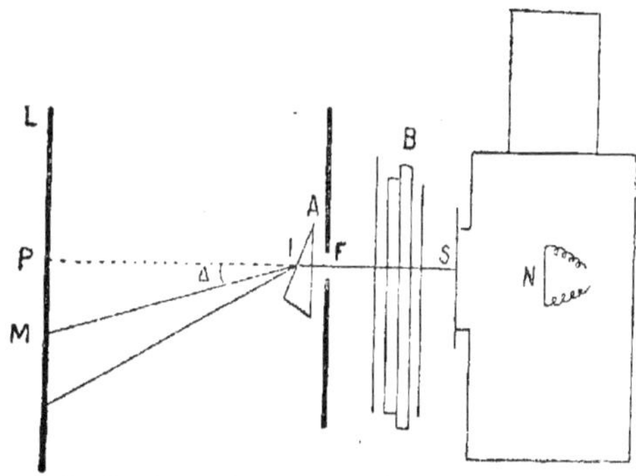

Fig. 13. — Étude de la dispersion des rayons N par un prisme d'aluminium.

(fig. 13) : les rayons N sont produits par une lampe Nernst N renfermée dans une lanterne opaque présentant une fenêtre fermée par une lame d'aluminium S ; les rayons sortant de cette lame sont tamisés par une planche de sapin B de 2 centimètres d'épaisseur, une seconde feuille d'aluminium et deux feuilles de papier noir, afin d'éliminer toute radiation parasite. Devant ces écrans et à 14 centimètres du filament de la lampe, est disposé un grand écran de carton *mouillé*, dans lequel a été pratiquée une fente F de 5 millimètres de largeur sur 3,5 centimètres de hauteur exactement vis-à-vis le filament de la lampe. On a ainsi un faisceau bien défini de rayons N : ce faisceau est reçu sur un prisme d'aluminium A, dont l'angle réfringent est de 27°15 et dont l'une des faces est normale au faisceau incident.

Blondlot a constaté que dans ces conditions plusieurs faisceaux de rayons N émergent de l'autre face et qu'ils sont dispersés horizontalement : à cet effet, il a employé une fente de 1 millimètre de largeur sur 1 centimètre de hauteur, pratiquée dans une feuille de carton et remplie de sulfure de calcium insolé. En déplaçant cette fente, il a pu déterminer la position des faisceaux dispersés.

2° ***Indices de réfraction***. — La détermination des déviations subies par les rayons N après leur passage à travers le prisme a permis de mesurer l'indice de réfraction des différents faisceaux émergents dont l'existence était démontrée par l'éclat maximum pris par le sulfure de calcium.

La déviation Δ de chaque faisceau ainsi isolé se détermine par sa tangente $\frac{MP}{IP}$ et l'indice est calculé par la formule classique de Descartes

$$n = \frac{\sin(A + \Delta)}{\sin A}$$

dans laquelle A est l'angle réfringent du prisme.

Voici les valeurs trouvées pour les indices de réfraction des différents faisceaux.

Valeurs de MP.	Indices de réfraction.
$2^{mm},8$	1,04
$14^{mm},5$	1,19
$20^{mm},4$	1,29
$22^{mm},3$	1,36
$26^{mm},6$	1,40
$32^{mm},4$	1,48
$48^{mm},3$	1,68
$68^{mm},5$	1,85

L'évaluation de la distance MP a été faite à un millimètre près ; quant à la distance IP, elle avait pour valeur 116 millimètres (fig. 13).

Blondlot a contrôlé les nombres trouvés avec prisme par la mesure des distances focales au moyen d'une lentille plan-convexe en aluminium, soigneusement polie, dont le diamètre avait 68 millimètres et le rayon de courbure 66,3 millimètres.

3° ***Longueurs d'onde.*** — Les choses étant disposées comme précédemment, on reçoit celui des faisceaux homogènes que l'on veut étudier sur un second carton mouillé, percé d'une fente de 1,5 millimètre de largeur; on isole ainsi une portion très étroite de ce faisceau. D'autre part, à l'alidade mobile d'un goniomètre, on a fixé une feuille d'aluminium dont le plan est normal à l'alidade; dans cette feuille est pratiquée une fente très étroite ayant seulement $\frac{1}{15}$ de millimètre et garnie de sulfure de calcium phosphorescent. En faisant tourner l'alidade, on repère exactement le trajet du faisceau et l'on peut constater qu'il est bien unique. On place alors un réseau au $\frac{1}{200}$ de millimètre devant la fente du second carton mouillé : en faisant tourner l'alidade qui porte le sulfure, on constate l'existence d'un système de franges de diffraction, comme dans le cas de la lumière; mais ces franges sont très serrées et sont équidistantes. Ce résultat indique déjà que les rayons N ont des longueurs d'onde *beaucoup plus petites* que les rayons lumineux.

En mesurant les écarts angulaires des franges et connaissant le nombre de traits du réseau par millimètre, on calcule aisément les longueurs d'onde à l'aide de la formule connue. Blondlot a ainsi déterminé chaque longueur d'onde par trois séries de mesures effectuées avec trois réseaux ayant respectivement 200, 100 et 50 traits par millimètre. Voici les résultats obtenus :

Indices de réfraction.	Longueurs d'onde.
1,04	0μ,00815
1,19	0μ,0099
1,40	0μ,0117
1,68	0μ,0146
1,85	0μ,0176

Ces mesures ont été contrôlées par la méthode des anneaux de Newton qui a donné une très bonne vérification des nombres trouvés.

Si l'on se rappelle les longueurs d'onde des radiations lumineuses (0^{m},589 pour la radiation jaune), on voit que celles des rayons N sont beaucoup plus petites. Il faut enfin remarquer que les longueurs d'onde des rayons N augmentent avec leur indice, contrairement à ce qui a lieu pour les radiations lumineuses : il faut en conclure que l'aluminium présente pour les rayons N le phénomène de la dispersion anomale.

4° ***Absorption des rayons N.*** — De même que pour les autres radiations, certaines substances absorbent les rayons N, d'autres les laissent passer. Le pouvoir pénétrant des rayons N est très grand ; un grand nombre de corps sont transparents pour ces rayons, mais il faut pour cela que la face de ces corps soit bien polie, ce qui s'explique par la très petite longueur d'onde des rayons N : de petites aspérités qui seraient de peu d'importance pour les rayons lumineux ou calorifiques peuvent provoquer la diffusion des rayons N et en diminuer ainsi la pénétration.

Nous avons vu que le bois, le papier, l'aluminium, le quartz, etc., sont transparents ; *l'eau pure* est au contraire *opaque*, même sous une très faible épaisseur : ainsi une feuille de papier à cigarettes mouillée arrête complètement les rayons N ; *l'eau salée* est parfaitement *transparente*.

Le platine est opaque à froid sous une épaisseur de 0,1 millimètre ; il devient transparent au rouge.

Bichat a étudié l'absorption des rayons N, non plus pris en bloc, mais pour les faisceaux simples et homogènes émergeant d'un prisme d'aluminium : les résultats obtenus sont contenus dans le tableau suivant, où la transparence est indiquée par le signe + et l'opacité par le signe —.

INDICES.	PLOMB.	CUIVRE.	VERRE.	ZINC.	ARGENT.	OR.	PALLADIUM.	NICKEL.	IRIDIUM.
1,04	—	—	—	—	+	—	—	—	—
1 196	—	—	—	—	+	—	—	—	—
1,287	—	—	—	—	+	+	—	—	—
1,36	+	—	—	—	+	—	—	—	—
1,40	—	—	—	—	+	—	—	—	—
1,48	+	—	+	+	+	+	—	—	—
1,68	—	+	—	+	+	+	—	—	—
1,85	+	+	+	+	+	+	—	—	—
Épaisseurs des lames	mm. 0,1	mm. 0,66	mm. 1,64	mm. 0,76	mm. 3,00	mm. 2,02	mm. 0,5	mm. 0,2	mm. 0,1

Il résulte de ce tableau que la plupart des corps, sous l'épaisseur utilisée, sont opaques pour certaines radiations et transparents pour d'autres ; que l'argent est transparent, même sous une épaisseur relativement grande pour toutes les radiations, et que le palladium est opaque, ainsi que le nickel et l'iridium.

Le plomb se montre transparent pour certaines radiations simples, alors que les expériences de Blondlot faisaient croire à une opacité absolue ; mais la contradiction n'est qu'apparente : le plomb pris dans un laboratoire est en effet complètement opaque, mais il est alors plus ou moins oxydé ou carbonaté. Si l'on enlève cette couche superficielle, le plomb devient transparent au moins pour certaines radiations : la couche de carbonate de plomb est opaque.

Disons enfin que le mercure, même dans une grande épaisseur, est transparent.

5° **Conduction**. — Jusqu'à présent nous avons considéré la propagation des rayons N à travers l'air ; ces rayons sont capables d'être *conduits*, ainsi que l'a découvert A. Charpentier. Ce sont les substances transparentes pour les rayons N qui seules sont susceptibles de conduire ces rayons ; tels le cuivre, l'argent, le verre... Voici l'expérience qui a servi de point de départ : une petite plaque de cuivre mince de 1 à 2 centimètres de diamètre communique par un *fil de cuivre* de forme quelconque avec l'objet d'épreuve phosphorescent, autour duquel le fil est enroulé. Le fil de cuivre avait 90 centimètres de longueur, mais il peut être beaucoup plus long. Si on place l'extrémité du fil devant une source de rayons N, *la phosphorescence du sulfure est avivée*. Ce résultat s'obtient quelle que soit la forme du fil. Si l'on vient à couper le fil conducteur, impressionné à une extrémité par les rayons N, l'éclat du sulfure placé à l'autre extrémité *pâlit*; si on réunit les deux bouts, le sulfure reprend son éclat primitif.

L'interposition d'un condensateur, tel qu'une bouteille de Leyde, entre les deux bouts sectionnés du fil n'empêche pas la conduction des rayons N; mais celle-ci n'a plus lieu si on détache l'un des fils de l'armature correspondante.

La propriété qu'offrent les rayons N d'être ainsi conduits le long d'un fil ne s'établit pas d'emblée : il faut un temps d'autant plus long que le fil a une plus grande longueur; ce temps peut atteindre 12 à 13 secondes; en outre, l'équilibre lumineux du sulfure se fait par des oscillations d'éclat souvent très prolongées et d'une période de plusieurs secondes.

Une expérience curieuse de conduction des rayons N est la suivante (Charpentier) : on prend une ficelle imprégnée de collodion renfermant du sulfure de calcium; la ficelle s'éclaire sur toute son étendue quand une extrémité est dans le voisinage d'une source de rayons N.

Les *rayons N secondaires* émis par le sulfure de calcium fortement insolé subissent, eux aussi, le phénomène de conduction par un fil de cuivre, comme le montre l'expérience suivante : un écran recouvert de sulfure de calcium est attaché à un fil de cuivre dont l'autre extrémité aboutit à un petit écran de sulfure destiné à révéler la présence des rayons N. Les extrémités du fil, qui peut avoir 10 mètres de long, sont placées dans des pièces différentes. Si, devant le premier écran on fait brûler du magnésium afin d'accroître la phosphorescence du sulfure, on observe qu'au bout de quelques secondes, la luminosité du deuxième écran augmente.

La conduction permet d'avoir facilement une source

commode de rayons N, ainsi que l'a montré Charpentier : un grand écran 18×24 de sulfure de calcium (fig. 14) est exposé d'une manière permanente à la lumière du jour :

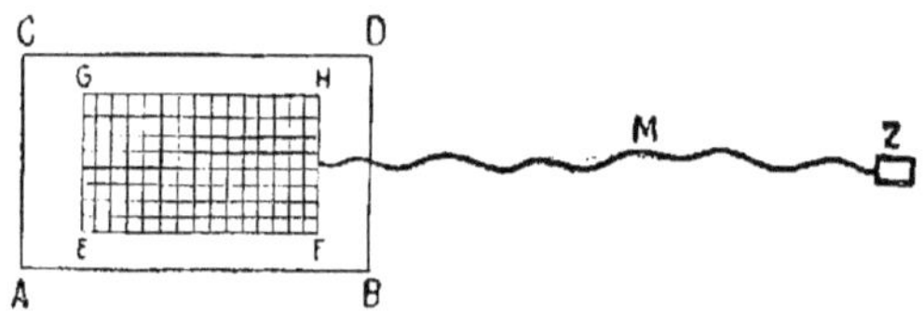

Fig. 14. — Radiations conduites.

sur cet écran ABCD est placée une toile métallique EFGH à larges mailles et à laquelle est soudé un fil de cuivre M ; l'extrémité Z de ce fil est située dans une pièce obscure et peut servir de source secondaire de rayons N, source sans cesse revivifiée.

Comment peut-on expliquer cette transmission des rayons N ? Bichat a émis l'hypothèse que les rayons N subissaient une sorte de *réflexion totale* à l'intérieur du fil, à la façon des radiations lumineuses dans la veine liquide. Il faut en effet que le métal du fil soit transparent; un fil de plomb ne transmet rien. Un tube de verre contenant de l'eau pure se comporte comme le plomb ; si l'eau renferme un sel en solution, la conduction se fait facilement. En outre, le fil peut avoir une forme quelconque AMB (fig. 15), mais si un coude brusque N y est fait, la transmission ne se fait plus ; les rayons N s'arrêtent à la partie anguleuse et sortent du fil en ce point.

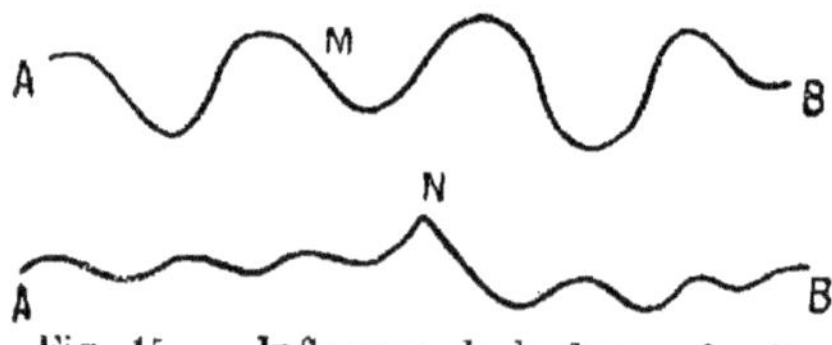

Fig. 15. — Influence de la forme du fil.

D'après les analogies présentées avec les réflexions successives, on doit s'attendre à ce que la transmission soit modifiée par l'état de la surface du fil : si, en effet, on oxyde un fil de cuivre en le chauffant dans la flamme d'un chalumeau, il ne transmet plus rien (après refroidissement). Si on promène dans l'obscurité, le long d'un tel fil, un écran au sulfure, on peut découvrir aisément l'endroit où il a été oxydé : c'est là que l'écran brille du plus vif éclat. Les rayons N sont transmis par la partie du fil qui est restée polie; arrivés à l'endroit oxydé, ils ne peuvent plus se réfléchir régulièrement, ils sortent du fil.

Si enfin, on nettoie le fil dans la région oxydée à l'aide d'une toile d'émeri très fin, le fil conduit de nouveau les rayons N.

6° ***Rotation magnétique du plan de polarisation des rayons N.*** — L'extrême petitesse des longueurs d'onde des rayons N devait faire penser que le phénomène de la polarisation rotatoire magnétique se manifesterait pour ces rayons à un degré beaucoup plus élevé que pour la lumière ordinaire. C'est ce qu'a en effet vérifié M. Bagard.

L'axe du pinceau polarisé de rayons N passait à une distance invariable des bords extérieurs des pièces polaires et, en regard de l'intervalle de celles-ci, il traversait normalement la lame transparente. La polarisation des rayons N était obtenue par réflexion sur une lame de verre poli.

Voici les rotations subies par le plan de polarisation de chacun des huit faisceaux de rayons N isolés par Blondlot, à la traversée d'une lame d'aluminium de 2 centimètres d'épaisseur, dans une région où le champ invariable avait une intensité de 52 *gauss* seulement :

Indices des faisceaux.	Rotations magnétiques du plan de polarisation.
1,04	45°10′
1,19	40°30′
1,29	37°
1,36	27°30′
1,40	22°45′
1,48	20°15′
1,68	19°
1,85	12°30′

On voit que la dispersion rotatoire, très considérable, a l'allure habituelle : la rotation est d'autant plus forte que la longueur d'onde est plus petite.

7° ***Rotation du plan de polarisation des rayons N par certains corps.*** — La méthode précédente de M. Bagard se prêtait naturellement aussi à la recherche du pouvoir rotatoire naturel pour les rayons N des substances actives pour la lumière ordinaire.

Une dissolution de sucre de canne contenant 16gr, 19 dans 100 centimètres cubes d'eau et donnant une rotation de 21° 17′ sous l'épaisseur de 20 centimètres en *lumière jaune* a fourni les rotations suivantes, *pour les rayons N*.

Nature du faisceau N caractérisé par l'indice.	Rotations sous les épaisseurs de 0mm,55.	0mm,8	1mm,6
1,04	49°45′	61°45′	124°
1,19	47°	60°15′	107°
1,29	38°15′	54°	95°45′
1,36	39°	53°30′	88°16′
1,40	32°30′	46°	74°30′
1,48	29°15′	41°30′	73°
1,68	23°	29°30′	58°30′
1,85	11°	19°	42°15′

Ces nombres montrent que la rotation varie bien proportionnellement à l'épaisseur du liquide actif et qu'en outre la dispersion rotatoire est normale, c'est-à-dire que la rotation varie en sens inverse de la longueur d'onde.

Les solutions aqueuses d'acide tartrique qui produisent des rotations *droites* pour la lumière ordinaire, fournissent pour les rayons N des rotations *gauches*.

Ce fait, vérifié par M. Bagard, est bien d'accord avec ce que l'on pouvait prévoir, d'après le maximum que présente le pouvoir rotatoire de ces dissolutions dans la partie visible du spectre.

L'étude précédente montre que le pouvoir rotatoire d'une dissolution de sucre, par exemple, pour le faisceau N d'indice 1,04 est plus de *700 fois plus grand* que pour la lumière jaune.

8° ***Action des anesthésiques sur les sources de rayons N.*** — C'est d'abord sur les végétaux que l'action des anesthésiques a été étudiée : nous avons vu que l'émission de rayons N par les tissus végétaux avait été constatée par E. Meyer ; celui-ci a trouvé qu'en soumettant à des vapeurs de chloroforme des feuilles, des racines, des oignons, leurs radiations sur l'écran phosphorescent agissent plus faiblement. L'éclat s'avive au-dessus des graines en germination normale, il diminue notablement au-dessus de ces mêmes graines soumises pendant quelque temps à l'action du chloroforme.

Cette action du chloroforme paraît être générale sur toutes les sources, organiques ou inorganiques, des rayons N : J. Becquerel a pu en effet montrer récemment que les sources inertes (sable insolé, sulfure de calcium insolé) ont leur émission suspendue par l'action des anesthésiques (chloroforme, éther, protoxyde d'azote). Voici une expérience qui semble bien le prouver : on place un écran au sulfure de calcium dans un flacon à deux tubulures, au travers duquel on peut faire circuler un courant d'air soit directement, soit après s'être chargé de vapeurs de chloroforme. Ce courant d'air traverse un long serpentin plongé dans l'eau de façon à arriver dans le flacon à une température constante. On constate, dans ces conditions, au moment où l'on fait arriver les vapeurs de chloroforme, une diminution très notable de luminosité du sulfure de calcium : la luminosité revient aussitôt qu'on enlève les vapeurs de chloroforme. Les mêmes résultats ont été obtenus en prenant de la poussière de quartz insolée et en conduisant les rayons N en dehors du flacon, au moyen d'une tige de cuivre.

Il y a diminution dans l'émission des rayons N d'une source soumise à l'action d'un anesthésique mais, chose remarquable, cette diminution est précédée d'une période très courte d'excitation pendant laquelle l'émission des rayons N est un peu plus intense. Comme le fait remarquer J. Becquerel, si le rôle des anesthésiques dans les tissus vivants, végétaux et animaux, se bornait uniquement à modifier l'émission des rayons N, il résulterait des effets d'anesthésie que le rayonnement N constituerait l'un des phénomènes primordiaux de l'activité vitale.

9° ***Phénomène analogue à la phosphorescence produit par les rayons N.*** — En exposant à une source de rayons N (lampe Nernst), une lame de cuivre d'un millimètre d'épaisseur, Bichat a constaté que la face ainsi exposée au rayonnement N émet des rayons secondaires; mais, en outre, il a trouvé que si l'on vient à chauffer très légèrement la lame de cuivre pendant qu'on l'observe avec un écran au sulfure de calcium, l'éclat de celui-ci augmente beaucoup : cette augmentation ne dure qu'un instant et bientôt les rayons N disparaissent.

Ce phénomène est, on le voit, tout à fait analogue à celui qu'on observe quand on chauffe les substances phosphorescentes ordinaires.

En mesurant les longueurs d'onde des rayons N secondaires ainsi émis et celles des rayons N primaires, Bichat a trouvé que les radiations secondaires possèdent des longueurs d'onde plus grandes que les radiations primaires, conformément à la loi de Stokes.

Parmi les métaux étudiés, il n'y a que le cuivre et le zinc qui ont pu emmagasiner les rayons N ; le platine, l'argent, l'aluminium ne donnent aucun rayon secondaire.

6. — PROPRIÉTES PHYSIOLOGIQUES

Nous connaissons les propriétés physiques des rayons N ; étudions-en maintenant les propriétés physiologiques.

1° ***Action sur l'acuité visuelle.*** — La première observation dans cet ordre d'idées a été faite par Blondlot. Voici comment il décrit lui-même le phénomène observé : « J'avais les yeux fixés sur une petite bande de papier faiblement éclairée, éloignée de moi d'environ 1 mètre ; une brique, dont l'une des faces avait été insolée, ayant été approchée latéralement du faisceau lumineux, la face insolée tournée vers moi et à quelques diamètres de mes yeux, *je vis la bande de papier prendre un plus grand éclat* ; lorsque j'éloignais la brique, ou lorsque je tournais vers moi la face non insolée, le papier s'assombrissait. »

On le voit, les rayons N émis secondairement par la brique ont eu, dans cette expérience, pour effet *d'augmenter l'acuité visuelle*. Mais pour donner à cette découverte une rigueur plus grande, Blondlot recommença l'expérience en disposant à demeure une boîte fermée par un couvercle et revêtue de papier noir : c'est dans cette boîte complètement close qu'il plaça la brique. source de rayons N : de cette façon le fond obscur sus lequel la bande de papier se détachait demeurait rigoureusement invariable : l'effet observé resta le même.

On peut démontrer plus facilement encore l'action des rayons N sur l'acuité visuelle : par exemple, les volets d'une pièce étant presque complètement fermés et l'obscurité régnant alors presque complètement, on dispose sur une table une pendule, ou bien on fixe à un mur un de ces cadrans sur papier blanc comme ceux utilisés en ophtalmologie pour le diagnostic de l'astigmatisme. La surface ainsi choisie est faiblement éclairée ; on règle l'obscurité pour que l'on distingue à peine, après un séjour de dix à quinze minutes, le cadran à une distance de quelques mètres. Si l'observateur, sans changer de place, vient à diriger vers ses yeux les rayons N émis par une brique ou un caillou préalablement insolés, il voit le cadran blanchir, arrive à distinguer nettement son contour circulaire et peut même voir les aiguilles ou les diamètres du cercle. Lorsque l'on supprime les rayons N, le cadran s'assombrit de nouveau. Ni la production, ni la cessation de ce phénomène ne sont instantanées : nous en verrons bientôt la raison.

Dans ces expériences, comme l'objet lumineux est placé très loin de la source de rayons N, et comme d'ailleurs, pour que l'expérience réussisse, il faut que ces rayons soient dirigés, non vers cet objet, mais vers l'œil, il s'ensuit qu'il ne s'agit pas ici d'une augmentation de l'émission d'un corps lumineux sous l'influence des rayons N, mais bien du renforcement de l'action reçue par l'œil, renforcement dû aux rayons N qui s'ajoutent aux rayons lumineux reçus par la rétine.

Nous avons dit que l'eau salée, ainsi que les humeurs de l'œil, étaient capables d'emmagasiner les rayons N : c'est cet emmagasinement préalable qui, d'après Blondlot, est la cause du retard observé tant à l'établissement qu'à la cessation des phénomènes visuels.

L'expérience de l'augmentation de l'acuité visuelle par les rayons N, très facile à réaliser, montre qu'il suffit que les rayons N atteignent l'œil n'importe comment, même latéralement; ce résultat semble indiquer que l'observateur se comporte comme un accumulateur de rayons N, et que ce sont les rayons accumulés dans les milieux de l'œil qui viennent agirs ur la rétine, conjointement avec les rayons lumineux.

Inutile de faire remarquer qu'il importe peu que les rayons N soient émis secondairement par une brique insolée, ou primitivement, par un bec Auer ou une lampe Nernst.

L'action physiologique des rayons N que nous venons de faire connaître peut être produite aussi au moyen d'un champ magnétique, ainsi que l'a montré M. Gutton : en regardant dans une chambre presque obscure des morceaux de papier blanc ou des traits de craie, on les voit plus nettement lorsqu'on approche de l'œil un pôle d'un aimant enfermé dans du plomb.

De même, si l'on déplace près des yeux une longue aiguille aimantée enfermée dans du plomb, on voit mieux des objets blancs peu éclairés quand les extrémités sont près des yeux que quand on y amène le milieu.

La même expérience peut être répétée avec un solénoïde traversé par un courant.

A propos de la constatation faite par M. Gutton, il convient de rappeler ici que, pour beaucoup de physiciens, l'action d'un champ magnétique, même très intense, est nulle sur les organes de l'homme.

Lord Kelvin avait manifesté son étonnement à ce sujet et il restait convaincu qu'un corps vivant placé dans un champ magnétique doit éprouver un effet perceptible. Les expériences précédentes montrent bien qu'il en est ainsi.

2° ***Rôle des rayons N dans les changements de visibilité des surfaces faiblement éclairées.*** — D'après ce que nous avons dit relativement à l'action des rayons N sur une surface faiblement éclairée, on voit qu'il y a identité entre les phénomènes observés lorsque les rayons N agissent, soit sur l'œil, soit sur une source lumineuse faible. Jean Becquerel a émis l'hypothèse que le mode d'action des rayons N doit être le même dans les deux cas : le rôle des rayons N serait alors non pas d'augmenter réellement la quantité de lumière émise normalement par la source lumineuse, mais d'accroître la sensibilité rétinienne.

Voici l'expérience qui semble montrer qu'il en est bien ainsi : entre les yeux et l'écran au sulfure, on interpose une cuve à faces parallèles remplie d'eau distillée ; dans ces conditions, l'écran cesse d'être sensible à l'action des rayons N. Si l'on remplace l'eau distillée par de l'eau salée, les variations de luminosité s'observent au travers de la cuve. D'après cette expérience, Jean Becquerel interprète de la façon suivante le rôle des rayons N dans ces phénomènes : les rayons N ne produiraient pas de changement dans l'intensité des rayons lumineux émis par le sulfure de calcium ; la substance phosphorescente absorbe certains rayons N et restitue des rayons N qui ont peut-être d'ailleurs une longueur d'onde plus grande que celle des rayons absorbés, conformément à la loi de Stokes. Ces rayons émanés de l'écran au sulfure, susceptibles d'être arrêtés par l'eau distillée et non par l'eau salée, accompagneraient les rayons lumineux jusque sur la rétine, sur laquelle ils se concentreraient avec eux, provoquant ainsi sur la partie où se forme l'image de la tache lumineuse un accroissement local de sensibilité de la vision. On s'expliquerait ainsi pourquoi l'écran sensible prend le même aspect que dans le cas où la source de rayons N elle-même est approchée de l'œil : dans ce dernier cas, tous les objets sont vus plus nettement parce que la rétine tout entière est excitée par les rayons N.

Il semble probable alors que ce mode d'action observé sur le sulfure de calcium est général, et que toute surface faiblement éclairée emmagasine des rayons N qui viennent agir sur la rétine.

3° ***Action sur les centres corticaux de la vision.*** — A. Charpentier a cherché à voir si les rayons N pouvaient agir sur les centres corticaux de la vision ; pour cela, une lame d'acier trempé est promenée sur le côté gauche du crâne, d'abord dans la demi-obscurité : dans la plus grande partie de la région postérieure du pariétal et dans la région occipitale voisine, il y eut un effet produit, se manifestant par un certain accroissement (faible) de l'éclairement apparent des objets extérieurs, accompagné, vers le centre de cette zone, par une augmentation de netteté des détails, c'est-à-dire par un accroissement de l'acuité visuelle.

Chez l'auteur de cette observation, le maximum de cet effet se trouve à 4 centimètres environ en dehors et un peu en haut du sommet de l'occipital, ce qui doit correspondre dans le cerveau au voisinage du pli courbe et de son lobule.

D'autres sources de rayons N produisent le même effet.

Charpentier a pu, en employant, non plus les rayons N ordinaires, mais les radiations conduites que nous connaissons, montrer que les rayons N possèdent une action nerveuse directe : si l'on relie par un fil de cuivre, à une forte source de rayons N, une petite plaque de cuivre, celle-ci, nous l'avons déjà vu, devient une source secondaire, pouvant agir soit au contact, soit à distance par rayonnement. En plaçant une telle source dans la région du pli courbe d'un sujet, celui-ci éprouve, dans l'obscurité complète, une sensation de lumière. Ce résultat prouve que les rayons N sont capables de produire une excitation visuelle directe.

Dans cette même région du crâne, Charpentier a obtenu par les rayons N des réactions pupillaires diverses, entre autres un rétrécissement constant quand le faisceau de rayons N est orienté dans une direction passant par les centres ganglionnaires optiques (tubercules quadrijumeaux, etc.).

Lorsqu'on place la petite plaque de cuivre émettant les radiations N par conduction sur le centre cilio-spinal de la moelle, au-dessus de la septième vertèbre cervicale qui est facile à trouver, il y a une *dilatation pupillaire* variant de $0^{mm},5$ à 1 millimètre et quelquefois plus, suivant les sujets et suivant l'intensité de la source. Ces observations très intéressantes et en même temps très délicates ont été faites par Charpentier et E. Meyer, de Nancy.

4° ***Action sur l'acuité olfactive.*** — Il n'y a pas que l'organe visuel qui soit modifié dans son fonctionnement physiologique sous l'influence des rayons N : les autres organes innervés par des nerfs de sensibilité spéciale éprouvent aussi des variations dans la façon dont ils réagissent physiologiquement.

Sur la sensibilité olfactive, par exemple, les rayons N agissent très nettement, ainsi que l'a montré Charpentier :

on peut s'en convaincre en approchant du nez, pendant l'olfaction, un corps capable de fournir ces rayons, un morceau d'acier trempé, une presse en bois serrée, le poing fermé, etc. Cette expérience doit être faite dans un air calme, très lentement et avec une respiration douce et régulière : le corps odorant doit être maintenu à une distance fixe et plus ou moins voisine, suivant les cas, de la limite de l'acuité olfactive. L'action des rayons N peut se traduire, suivant les cas, soit par la perception de l'odeur quand la limite est près d'être atteinte, soit par une augmentation de l'intensité de la sensation quand cette dernière est déjà produite. Cette action a lieu lorsque la source de rayons est près des narines, ou près de la racine du nez (voisinage des taches olfactives).

Comme substance odorante, Charpentier conseille l'essence de cassia; mais toutes les substances dégageant un parfum quelconque conviennent.

Comme les rayons N traversent l'aluminium, il est bon, dans ces expériences, de placer une large plaque de ce métal contre la partie antérieure du nez; de cette façon on élimine les courants d'air dus aux déplacements de la source.

Les rayons N peuvent encore influencer l'olfaction quand on les fait agir sur certains points des centres nerveux : ainsi quand on approche la source des rayons N du milieu du front, immédiatement au-dessus de la glabelle (lieu de réunion des arcades sourcilières) et surtout quand elle est placée sur le sommet du crâne, un peu en avant du bregma.

L'effet des rayons N ne porte pas seulement, comme dans le cas de la vision, sur l'organe percepteur : la sensation olfactive présente un certain degré d'augmentation quand la source de rayons est approchée du flacon contenant la substance odorante à distance assez grande du nez pour ne pas influencer directement l'odorat.

Il y a là, comme on le voit, quelque chose de tout à fait analogue à ce qui se passe quand on regarde un objet partiellement éclairé et sur lequel on dirige des rayons N.

Nous ferons remarquer, en outre, que l'on pourrait se servir de l'action des rayons N sur la vue et sur l'odorat, comme procédé permettant de déceler l'émission de ces rayons : ce serait là une méthode peut-être aussi sensible que celles que nous avons étudiées plus haut.

5° ***Action sur l'audition.*** — Charpentier a étudié l'action des rayons N sur l'oreille, en se servant d'abord des radiations conduites : si l'on prend une montre comme source sonore, et si on la place à la distance limite de la perception, il se produit un renforcement du son lorsque la plaque terminale, émettant les rayons N, est placée au-dessus de l'oreille, à 7 ou 8 centimètres du méat auditif externe. Ce résultat paraît bien prouver qu'il y a eu ici excitation par les rayons N des centres cérébraux de l'audition.

Mais l'action des rayons N a pu être mise en évidence sur l'oreille elle-même. Voici comment Charpentier a procédé : pour écarter toute cause d'erreur, il a opéré avec des rayons sonores réfléchis sur une large plaque d'aluminium, maintenue à peu de distance du pavillon de l'oreille et presque parallèlement à ce dernier. La source sonore, montre ou autre, était donc située, à distance variable, du même côté que l'oreille par rapport à la plaque, tandis que derrière celle-ci on pouvait à volonté approcher ou éloigner la source de rayons N destinée à agir sur l'audition. Dans ces conditions, il y a eu nettement augmentation de la sensation auditive et par conséquent accroissement de l'acuité auditive, par action des rayons N sur la périphérie du nerf acoustique.

6° ***Action sur la gustation.*** — Les rayons N, comme il fallait s'y attendre d'après tout ce qui précède, ont une action sur l'organe du goût : si l'on dépose sur la pointe de la langue, ainsi que l'a fait Charpentier, une trace d'un corps sapide (aloès, sel, sucre, etc.), la bouche étant ouverte, la respiration arrêtée et le voile du palais relevé pour éviter tout effet olfactif, l'approche d'un corps émettant des rayons N, tel qu'une bille d'acier trempé tenue au bout d'une pince en bois, renforce ou fait naître la sensation gustative. La sensation est encore renforcée par les rayons N quand, au lieu de localiser le corps sapide à la pointe de la langue, on le diffuse dans toute la bouche.

7° ***Action des rayons N appliqués sur un point de l'organisme.*** — Charpentier a découvert que l'action des rayons N pouvait se généraliser par les voies nerveuses quand ces rayons sont appliqués en un point quelconque de l'organisme. Si l'on tient avec les doigts, ou si l'on pose sur leurs extrémités, un petit écran au sulfure de calcium légèrement insolé, et qu'on lui laisse prendre son équilibre lumineux, l'éclat de cet écran augmente assez légèrement si l'on touche, avec une source mobile de rayons N, un point quelconque de la main, du bras, ou en général de la surface du corps.

L'action est plus forte si la source de rayons N touche la peau vis-à-vis d'un nerf se distribuant à la main, surtout si le nerf en question fournit directement des rameaux aux points voisins de l'écran.

On peut ainsi remonter le long des nerfs, là où ils sont

accessibles (cubital, médian, etc.) au plexus, puis à la moelle et ces parties, soumises à l'action des rayons N, donnent à distance sur l'écran une augmentation de luminosité.

En déplaçant la source de rayons N sur le côté du crâne, Charpentier a trouvé un point limité où l'effet sur l'écran atteint son maximum et s'accumule même pendant un certain temps quand on maintient la source en place. Ce point semble être au niveau de la portion de la zone rolandique, reconnue pour correspondre aux doigts tenant l'écran. Si l'écran est sur l'index, le maximum d'excitation est situé plus bas que pour les autres doigts; il est encore abaissé si l'écran est sur le pouce; il remonte au contraire si l'on place l'écran sur le poignet, et encore davantage si on le transporte sur l'épaule.

Enfin, quand l'écran est placé sur le membre inférieur, Charpentier a trouvé que la partie du crâne où se produit le minimum d'effet est encore déplacée vers le haut et se rapproche de la ligne médiane.

Ces résultats sont, on le comprend aisément, du plus haut intérêt, car ils pourraient permettre de faire une véritable recherche anatomique des voies nerveuses sur le vivant. L'excitation des points précédemment indiqués, peut, il est vrai, se faire au moyen par exemple du courant faradique, mais combien plus élégante, et combien moins fatigante pour le sujet, est l'excitation par les rayons N qui ne sont pas sentis.

L'application des rayons N sur les points périphériques du corps provoque inversement un effet visible sur l'écran placé contre les centres nerveux correspondants, mais cet effet est sensiblement moindre que la réaction précédente du centre sur la périphérie.

Cela se conçoit si l'effet produit est en rapport, comme le

croit Charpentier, avec la densité de la répartition de la substance nerveuse au lieu où agissent des rayons d'une intensité donnée.

Enfin, une autre généralisation de l'action des rayons N a été trouvée par Charpentier : c'est le cas où la transmission a lieu d'un point de la surface du corps au point symétrique du côté opposé ; la réaction à distance de la source de rayons N sur l'écran a été constatée nettement ici.

Cette généralisation de l'action des rayons N en suivant les voies nerveuses a plus qu'une importance anatomique : en effet, leur action dynamogénique, mise en évidence par l'accroissement de la sensibilité, par des excitations motrices de l'iris, peut se faire sentir d'un point à l'autre de l'organisme, en suivant la même loi de transmission. Charpentier a observé l'augmentation des diverses acuités en produisant le contact de la source de rayons N non plus avec l'organe sensoriel ou ses centres, mais avec un point éloigné tel que les doigts ou la main. L'action, quoique moins forte que dans le premier cas, est encore très réelle.

II. — RAYONS N_1

La découverte de radiations jouissant de propriétés différentes de celles des rayons N a été faite par Blondlot au cours d'une expérience pendant laquelle il vit *diminuer* l'éclat d'une source lumineuse faible. Ces nouvelles radiations furent appelées rayons N_1.

1. — LEUR DÉCOUVERTE.

En étudiant le spectre des radiations non lumineuses émises par une lampe Nernst au moyen du prisme en aluminium que nous connaissons, Blondlot constata dans la région *la moins déviée* que l'éclat du sulfure de calcium phosphorescent *diminuait* dans certaines directions et augmentait au contraire dès qu'on plaçait en avant du sulfure un écran de papier mouillé.

Ainsi donc, dans l'émission de la lampe Nernst, à côté des rayons N existent d'autres rayons, les rayons N_1, qui ont sur le sulfure de calcium un effet exactement contraire à celui des premiers : *diminution de l'éclat.*

2. — SOURCES DE RAYONS N_1

I. **Sources primaires.** — Comme pour les rayons N, il y a à étudier des sources primaires et des sources secondaires de rayons N_1.

1° Indépendamment de la lampe Nernst, Blondlot a constaté que certains corps peuvent émettre des rayons N_1

et dans certaines conditions : des fils de cuivre, de platine ou d'argent *étirés* fournissent une émission où dominent surtout des rayons N_1.

2° Bichat a vu d'autre part que l'éther éthylique amené à l'état d'extension forcée émet des rayons N_1; lorsque cette extension (qui est un état contraint du corps) prend fin soit spontanément, soit sous l'action d'un choc léger, l'émission des rayons N_1, disparaît instantanément.

3° On peut avoir facilement une source de rayons N_1, en prenant, à l'exemple de J. Meyer, un tube de verre fermé, à l'intérieur duquel on a diminué la pression : le verre du tube soumis à l'état de contrainte résultant de la différence des pressions à l'intérieur et à l'extérieur devient une source puissante de rayons N_1. L'expérience peut se faire de la façon suivante : on introduit un écran portant une série de taches phosphorescentes à sulfure de calcium sous une cloche placée sur la platine de la machine pneumatique ; si l'on fait le vide, l'éclat du sulfure diminue ; celui-ci reprend son aspect antérieur quand on laisse rentrer l'air. On peut aussi placer le sulfure en dehors, près de la cloche : sa phosphorescence diminue dès le premier coup de piston.

4° Les résultats précédents permettent de trouver d'autres moyens de produire des rayons N_1 : une ampoule de lampe à incandescence ou un tube de Geissler à hydrogène, un tube de Crookes *au repos* émettent des rayons N_1 spontanément (J. Meyer).

Ce sont là des sources faciles à se procurer pour obtenir un faisceau de rayons N_1.

5° La compression de certains échantillons de caoutchouc, de glace vers 0°, de morceaux d'iodure d'argent fournit encore une source de rayons N_1 (A. Charpentier).

On peut aussi employer la compression ou mieux la flexion de lames de celluloïd ou d'ivoire.

Quand on emploie la déformation des corps précédents, pour obtenir la diminution de la phosphorescence, il faut remarquer que le corps compresseur ou fléchisseur émettant généralement des rayons N ordinaires, on n'observe que la différence de leurs effets, et l'affaiblissement de l'éclat du sulfure ne traduit pas toute l'action négative des rayons N_1.

Suivant le conseil de Charpentier, l'iodure d'argent sera comprimé entre les doigts et assez loin de l'écran.

6° Nous savons que les tissus vivants, dans certaines conditions d'activité, émettent des rayons N ; ces mêmes tissus sont aussi capables de fournir des rayons N_1 ; à vrai dire, l'organisme, comme la lampe Nernst, émet un faisceau complexe où se trouvent à la fois des rayons N et des rayons N_1. On peut cependant, d'après A. Charpentier, obtenir une prédominance des rayons N_1 provenant de l'organisme, de la façon suivante : on produit une contraction statique d'un muscle, du biceps par exemple ; pour cela, il suffit de faire contracter énergiquement le muscle, en empêchant son raccourcissement, en maintenant par conséquent ici l'avant-bras dans une position fixe. L'écran phosphorescent placé contre le biceps subit alors un affaiblissement d'éclat, au lieu de l'augmentation habituelle.

II. **Sources secondaires (Radiations N_1 induites).** — Les rayons N_1 s'emmagasinent comme les rayons N : il suffit, par exemple, d'approcher un morceau de quartz d'un fil de cuivre tendu pour que le quartz émette ensuite pendant quelque temps des rayons N_1 (Blondlot).

L'aluminium emmagasine également les rayons N_1 ; il

peut en émettre pendant vingt-quatre heures après qu'on a éloigné la source.

Le verre ordinaire, le crown les emmagasinent aussi, mais gardent peu de temps la faculté d'en émettre.

Le plomb, le cuivre, l'eau pure n'emmagasinent pas les rayons N_1.

L'eau salée, une dissolution d'hyposulfite de soude, soumises à l'action des rayons N_1 deviennent ensuite des sources et cela pendant très longtemps (Julien Meyer).

Les tissus vivants, après avoir été maintenus pendant quelque temps à une petite distance d'une source de rayons N_1, ou après l'avoir touchée, diminuent eux-mêmes la phosphorescence de l'écran, quand on les en approche, et cette propriété est conservée pendant plusieurs minutes. Cette expérience se réalise facilement avec la main ; d'après J. Meyer, l'emmagasinement des rayons N_1 par la main serait dû à la sueur qui se comporte comme de l'eau salée : si, en effet, on lave la main à grande eau, elle cesse d'agir sur l'écran.

III. **Action des anesthésiques sur les sources de rayons N_1.** — Nous avons vu que les anesthésiques agissent sur l'émission des rayons N ; J. Meyer a trouvé que ces mêmes anesthésiques avaient aussi une action sur les rayons N_1.

Dans un manchon de verre est tendu un fil de cuivre ; on fait passer dans le manchon un courant d'air pur : si on tend fortement le fil de cuivre, la phosphorescence d'une fente étroite bourrée de sulfure de calcium diminue, ce qui prouve qu'il y a bien émission de rayons N_1 ; si on fait passer dans le manchon de l'air chargé de vapeurs de chloroforme, la phosphorescence diminue légèrement par suite des rayons N_1 *émis par ces vapeurs elles-mêmes* ; si l'on tend alors le fil de cuivre, on ne voit plus aucune diminution d'éclat de l'écran. Le fil tendu, qui émettait des rayons N_1 dans l'air pur, n'en émet donc plus dans l'air chargé de vapeurs de chloroforme.

Enfin si l'on chasse les vapeurs de chloroforme, on voit l'éclat de l'écran augmenter légèrement.

Ces expériences montrent bien que, comme les sources de rayons N, les sources de rayons N_1 subissent l'action des anesthésiques.

3. — PROPRIÉTÉS PHYSIQUES.

L'indice de réfraction et la longueur d'onde des rayons N_1 ont pu être déterminés par la même méthode que celle qui a été exposée à propos des rayons N.

1° ***Indices de réfraction.*** — C'est avec un prisme en aluminium de 60 ou mieux de 90 degrés que Blondlot a mesuré l'indice de réfraction des rayons N_1 : la partie très peu déviée du spectre fourni par ce dernier prisme est ainsi plus facile à explorer. Le prisme était orienté de manière que l'angle d'incidence fût de 20 degrés pour chaque radiation ; l'on mesurait la déviation et l'on calculait l'indice.

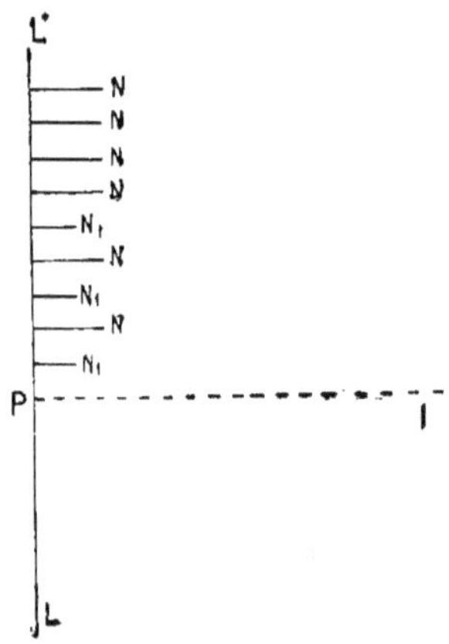

Fig. 16. — Faisceaux de rayons N et N_1.

En suivant le spectre, à partir de la direction du faisceau incident P (fig. 16), on trouve, à partir du point IP, trois faisceaux N_1, formant deux intervalles dans chacun desquels se rencontre un faisceau N ; au delà, il n'y a plus que des faisceaux de rayons N.

La valeur des indices des faisceaux de rayons N_1 et N a été trouvée égale aux nombres suivants :

Rayons.	Indices.
N_1	1,004
N	1,0064
N_1	1,0096
N	1,011
N_1	1,0125
N	1,029
N	1,041

A cause de la petitesse des déviations et par conséquent de la faible différence qui existe entre les indices et l'unité, ces nombres ne peuvent être regardés que comme une première indication sur l'allure de la dispersion dans la portion la moins réfrangible du spectre.

2° ***Longueurs d'onde.*** — Les longueurs d'onde des différents faisceaux N et N_1 séparés par le prisme d'aluminium ont été mesurées à l'aide d'un réseau de Brunner au $\frac{1}{200}$ de millimètre par le procédé déjà décrit pour les rayons N et sur lequel nous n'insisterons pas (voir page 39).

Les nombres trouvés par Blondlot et correspondant aux faisceaux dont les indices viennent d'être indiqués sont :

Rayons.	Longueurs d'onde.
N_1	0μ,003
N	0μ,0048
N_1	0μ,0056
N	0μ,0067
N_1	0μ,0074
N	0μ,0083
N	0μ,0081

En possession de ces nombres, Blondlot a construit une courbe, en prenant pour abscisses les longueurs d'onde et pour ordonnées les indices diminués de l'unité.

La position des points ainsi obtenus montre une conséquence importante : les points correspondant aux rayons N et ceux correspondant aux rayons N_1 se placent sur une même courbe, aux erreurs d'expériences près.

3° ***Absorption des rayons*** N_1. — Comme les rayons N, les rayons N_1 ont un pouvoir pénétrant remarquable : en se servant d'une lampe Nernst, comme source de ces rayons, J. Meyer a constaté que ceux-ci sont arrêtés par une lame de plomb oxydée ou une feuille de papier mouillée.

Si, au contraire, on prend comme source de rayons N_1 une lampe à incandescence, un tube de Crookes (au repos), leur pénétration est bien plus grande : J. Meyer a pu interposer une planche de 10 centimètres d'épaisseur entre une ampoule de lampe et l'écran à sulfure, sans voir diminuer sensiblement l'effet du verre de l'ampoule sur l'éclat phosphorescent (diminution de cet éclat).

De même, une feuille de plomb oxydée d'un millimètre d'épaisseur *repliée sur elle-même* de façon à être traversée huit fois, n'empêche pas les rayons N_1 de passer.

Si les corps qui viennent d'être cités n'arrêtent pas les rayons N_1 émis par une ampoule de lampe, on comprend que le carton, la paraffine, l'aluminium soient parfaitement transparents pour ces radiations.

Sont transparents encore le fer, le cuivre, l'argent. l'or, le mercure, les tissus vivants.

D'après J. Meyer, il n'y aurait que le platine sous une épaisseur de 1 millimètre et le verre dit opale sous une épaisseur de 3 millimètres qui seraient opaques et qui s'opposeraient au passage des rayons N_1.

4. — PROPRIÉTÉS PHYSIOLOGIQUES

Nous avons vu que les rayons N_1 ont sur le sulfure de calcium phosphorescent un effet inverse des rayons N, une diminution de l'éclat au lieu d'une augmentation.

L'action sur le système nerveux des rayons N_1 est également l'inverse de celle des rayons N.

Ils diminuent, par exemple, l'intensité de la *sensation olfactive* (A. Charpentier) : si l'on fait agir une source de rayons N_1 (des morceaux d'iodure d'argent comprimés entre les doigts, par exemple) sur la périphérie olfactive ou sur les points du crâne précédemment indiqués par Charpentier, à propos de l'action des rayons N, on constate une diminution dans l'intensité de l'odeur sur laquelle on expérimente.

Pour les autres sens, l'expérience a fourni à Charpentier des résultats de même ordre : *sur l'acuité visuelle*, les rayons N_1 produisent une diminution, soit qu'on les fasse agir sur l'œil directement, soit qu'on en dirige le faisceau sur le centre pariétal.

En répétant avec les rayons N_1 les expériences que nous avons signalées à propos des rayons N, Charpentier a constaté que la *sensation gustative* subit une diminution sensible ; il en est de même de l'*acuité auditive*.

5. — ROLE DES RAYONS N_1 DANS LES PHÉNOMÈNES D'INHIBITION.

Les phénomènes d'inhibition donnent lieu à une émission de rayons N et de rayons N_1 qui a été étudiée par Charpentier et Ed. Meyer. Le point de départ de ces recherches est le fait observé, pendant la curarisation, sur un muscle : quoique l'excitation du nerf moteur fût alors inefficace, ce muscle émettait encore des rayons N. Les auteurs de cette expérience pensèrent que l'émission de rayons N était due ici à l'intervention des terminaisons nerveuses.

Des expériences furent alors entreprises pour rechercher les variations produites sur l'écran phosphorescent par les glandes et les nerfs inhibiteurs, à l'état normal et après intoxication.

L'excitation du nerf lingual (excitation réflexe) augmente l'éclat du sulfure de calcium placé contre la glande maxillaire ou contre le nerf : il y a donc, dans ces conditions, émission de rayons N ; c'est là un résultat conforme à ce qui a été dit plus haut. Mais un fait inattendu est le suivant : si l'on empêche, par l'atropine, l'activité glandulaire, l'éclat de l'écran phosphorescent, au lieu de revenir à sa valeur primitive, présente, au moment de l'excitation, une intensité plus grande, cet écran étant placé au niveau de la glande.

La suppression de l'activité glandulaire (absence de sécrétion) n'a donc pas diminué l'émission des rayons N. Cette persistance pouvait tenir à l'effet vaso-dilatateur qui persiste lui aussi.

Les auteurs cités plus haut provoquèrent ensuite, raisonnant par analogie, l'*arrêt diastolique du cœur* par excitation du pneumogastrique, nerf inhibiteur ; pour étudier l'émission des rayons N, par inhibition, ils implantèrent une aiguille dans l'organe et la relièrent à l'écran par un fil de cuivre. Un autre écran au sulfure fut mis en communication avec le bout périphérique du nerf.

Au moment de l'excitation, l'éclat augmente pour le nerf, diminue très nettement pour le cœur. Cette action inhibitrice s'accompagne donc d'une *émission de rayons* N_1 : en effet, si au lieu de laisser l'écran en rapport permanent avec le cœur, on ne l'approche que lorsque, par excitation du nerf, le cœur a été déjà arrêté ou ralenti, on voit l'éclat primitif de l'écran diminuer très nettement, pour augmenter au contraire à la reprise des battements.

En prolongeant l'excitation du nerf, de façon à permettre pendant sa durée la reprise des systoles, l'éclat de l'écran mis en rapport avec le cœur *reste diminué*, malgré le retour de l'organe à l'activité ; toujours émission de rayons N_1.

Si l'on excite le nerf avec un courant très faible, incapable de modifier sensiblement le rythme cardiaque, l'écran, au niveau du cœur, indique une émission de rayons N_1 pendant l'irritation du nerf : celui-ci montre au contraire un dégagement de rayons N.

Quand on empêche, au moyen de l'atropine, les effets inhibiteurs du vague, on constate une *émission de rayons N* par le cœur aussi bien que par le nerf, au moment de l'excitation de ce dernier.

Si le pneumogastrique est inhibiteur pour le cœur, il est surtout moteur pour *l'estomac* : en comparant simultanément des écrans au sulfure excités par conduction et mis en rapport avec le nerf, avec le cœur et avec l'estomac, mis à nu par une petite incision sur la ligne blanche, on constate, au moment de l'excitation : 1° émission de rayons N par le nerf; 2° émission de rayons N_1 par le cœur; 3° émission de rayons N par l'estomac.

L'*atropine* empêche les effets moteurs du vague, de même qu'elle paralyse l'appareil cardio-modérateur : les excitations du vague deviennent alors inefficaces et l'on constate qu'il y a émission de rayons N par le nerf et par le cœur; l'estomac ne donnant aucune variation de l'éclat du sulfure.

Il y a d'autres phénomènes inhibitoires capables d'être étudiés par l'émission de rayons N ou N_1 : Charpentier et Ed. Meyer ont montré que si, au moment d'une *accélération respiratoire* provoquée par l'excitation faible du nerf sciatique ou du bout central du vague, on approche un écran phosphorescent du bulbe mis à nu ou de la région bulbaire intacte, l'éclat augmente (*émission de rayons N*) ; par contre, si l'on provoque un *arrêt respiratoire* par excitation du vague, on voit diminuer l'éclat du sulfure (*émission de rayons N_1*) quand on approche l'écran du bulbe au moment même de la suspension de la respiration.

Il convient de remarquer que les rayons N_1 émis pendant ces différents phénomènes d'inhibition ont les mêmes caractères physiques que ceux fournis par les corps bruts : ils peuvent notamment être emmagasinés dans une plaque d'aluminium. Ainsi, une lame de ce métal approchée du cœur ou du bulbe dans les conditions précédentes (émission de rayons N_1), et éloignée ensuite de ces organes est capable de *diminuer* la phosphorescence d'un écran placé à distance : ce sont donc bien là des rayons N_1 identiques à ceux que nous avons étudiés plus haut.

6. — ÉMISSION SIMULTANÉE DES RAYONS N ET N_1.

On a vu que lorsqu'on soumet aux rayons N une surface phosphorescente, la visibilité de cette surface augmente si on la regarde normalement, et diminue si on l'observe tangentiellement. Ces variations d'aspect n'étant pas dues à un changement dans l'émission des rayons lumineux émis, on pouvait en conclure que, sous l'action des rayons N, la surface phosphorescente émettait normalement des rayons N et tangentiellement des rayons N_1.

J. Becquerel a montré que ce phénomène est plus général : si l'on expose un écran phosphorescent à une source de rayons N, une brique insolée par exemple, on constate que la face insolée émet normalement des rayons N et obliquement des rayons N_1. D'autre part, les corps comprimés émettent des rayons N et les corps étirés des rayons N_1. Il résulte de là : 1° que les rayons issus de la compression d'un corps (rayons N) jouissent de la propriété d'augmenter la sensibilité de la vision et produisent sur une surface susceptible de les emmagasiner le même effet, au point de vue du rayonnement, qu'une compression normale à cette surface ; 2° que les rayons issus de l'étirement d'un corps (rayons N_1), jouissent de la propriété de diminuer la sensibilité de la vision et produisent sur une surface susceptible de les emmagasiner le même effet qu'un étirement normal à cette surface.

Il semble d'après cela que l'origine des rayons N et N_1 soit due aux mouvements moléculaires qui se produisent dans tous les corps en état de déformation ou de transformation moléculaire (J. Becquerel). Ces mouvements proviendraient des mouvements vibratoires des molécules cherchant à atteindre une nouvelle position d'équilibre.

En prenant les nombres trouvés par Blondlot pour valeurs des longueurs d'onde, J. Becquerel a montré qu'il existait entre les longueurs d'onde des différents faisceaux de rayons N et N_1 des rapports simples, comme dans le cas des ondes produites par les corps vibrants. Les rayons N et N_1 qui, une fois sortis de la source, semblent être de même nature, au point de vue de leurs propriétés optiques, mais qui proviennent les premiers d'une compression, les seconds d'une dilatation, peuvent garder en quelque sorte la marque de leur origine pour produire des effets inverses sur les surfaces qui les emmagasinent ou sur la sensibilité de nos sens.

7. — APPLICATIONS DES RAYONS N ET N_1 A LA CHIMIE.

Les rayons N pourront peut-être révéler des phénomènes chimiques d'un ordre particulier, de même que les rayons de Becquerel ont fourni à M. et à Mme Curie un procédé d'investigation chimique qui a été l'origine de leurs éclatantes découvertes!

Quelques faits signalés par M. Colson viennent à l'appui de cette supposition.

Pour préparer de l'oxyde de zinc hydraté, il semble qu'il soit indifférent de verser de la potasse étendue dans du sulfate de zinc dissous, ou de faire l'inverse.

Or, l'addition d'une solution de potasse dans le sulfate *diminue* l'éclat du sulfure de calcium phosphorescent placé à côté du tube où l'on opère : des rayons N_1 prennent donc naissance dans ce cas.

Au contraire, l'addition d'une solution de sulfate de zinc dans la potasse ne donne lieu à aucune action sur le sulfure phosphorescent, même si l'on verse un grand excès de sulfate de zinc.

Ces singuliers résultats, constatés aussi par Blondlot, dénotent une différence indéniable entre l'action d'une solution de potasse sur le sulfate de zinc et l'action de ce sel sur la potasse.

En opérant avec le sufate de cuivre et la potasse, on retrouve aussi les mêmes phénomènes, c'est-à-dire apparition des rayons N_1 quand on ajoute lentement 1 molécule de potasse dans 0 mol. 05 de sulfate de cuivre en solution étendue, et absence de rayons N_1 quand on opère inversement.

M. Colson pense que l'apparition des rayons de Blondlot est due à la formation de sels basiques, comme si cette sorte de condensation moléculaire produisait des effets analogues à ceux que l'on obtient par une compression mécanique.

III. — RADIATIONS PHYSIOLOGIQUES

Nous avons vu que l'organisme humain était capable d'émettre des rayons N; cette émission a lieu surtout au niveau d'un muscle en contraction ou d'un nerf en activité. Les différents animaux, homœothermes et poikilothermes, présentent eux aussi ce même phénomène; l'augmentation de la phosphorescence qui a servi à Charpentier à étudier ces radiations, n'est pas due, dans ces observations sur les animaux, à une élévation de température, car en opérant sur la grenouille maintenue à une température inférieure à celle de l'écran au sulfure, on constate l'émission de rayons N dans les mêmes conditions que pour l'homme.

Une autre preuve indiquée par Charpentier consiste à chauffer l'écran phosphorescent et à le porter à une température supérieure à celle du corps d'un animal homœotherme, vers 40°. La phosphorescence augmente comme précédemment au voisinage des muscles, des nerfs et des centres nerveux, même à l'état de repos et s'avive encore davantage pendant le fonctionnement.

Les radiations physiologiques agissent, comme les rayons N émis par les corps inertes, sur toutes les phosphorescences, sulfure de calcium, ver luisant, bacilles phosphorescents. Ces radiations paraissent donc bien être constituées comme les rayons N proprement dits; cependant nous verrons tout à l'heure qu'il existe une certaine différence dans les propriétés de ces deux espèces de radiations.

Les tendons n'émettent pas de rayons N, même pendant la contraction de leurs muscles. En revanche, les points d'insertion et les parties osseuses comprimées par les tendons fournissent une augmentation de la phosphorescence du sulfure de calcium sous l'influence de l'activité musculaire. Il faut remarquer que si les tendons sont très pauvres en nerfs, les points précédents sont au contraire très riches en terminaisons nerveuses dont la compression suffirait à expliquer l'effet de radiation constaté. La compression, même légère, d'un nerf augmente en effet notablement son pouvoir d'aviver la phosphorescence du sulfure. Toutefois, si la compression dure trop longtemps, l'émission de radiations finit par diminuer.

La partie la plus importante pour l'émission des radiations physiologiques est le système nerveux et surtout les centres nerveux. Charpentier a constaté que le trajet de la moelle épinière peut être suivi sur toute sa longueur par l'augmentation de la phosphorescence de l'écran au sulfure en face des parties extérieures les plus voisines. Vis-à-vis des renflements cervical et lombaire, les radiations acquièrent plus d'intensité. Si l'on vient à faire contracter les bras du sujet, l'éclat de l'écran augmente au renflement cervical; si l'on ne fait produire qu'une contraction unilatérale des bras, la région cervicale fournit un accroissement de la phosphorescence d'abord plus marqué du même côté. Puis vers le haut de la moelle, l'émission de rayons N passe du côté opposé, un peu plus bas que le bulbe.

L'émission par les centres nerveux de radiations physiologiques a permis à Charpentier de réaliser des expériences du plus haut intérêt sur la topographie de certains centres superficiels, et en particulier des zones dites psycho-motrices de l'écorce cérébrale. Parmi ces dernières, le *centre de Broca* ou centre du langage articulé a donné lieu à des constatations réellement frappantes. La projection de cette circonvolution sur le crâne peut être déterminée avec une certaine précision d'après les règles appliquées par les chirurgiens. Or, pendant que le sujet parle, à voix haute ou même à voix basse, un écran au sulfure promené sur le côté *gauche* du crâne présente une augmentation de luminosité quand il est placé au niveau du centre de Broca repéré par les procédés cliniques.

Rien de pareil ne s'observe du côté droit, sur les sujets normaux. On a bien une légère augmentation de la luminosité vis-à-vis de la circonvolution de Broca, mais elle provient du centre opposé ou de centres plus profonds intéressés dans les actes vocaux.

Le fonctionnement d'autres zones motrices donne lieu également à des maxima moins bien délimités, mais répondant aux régions corticales que l'on s'accorde à faire intervenir dans l'espèce (écriture, mouvements des membres supérieurs, etc.).

L'excitation des nerfs sensitifs a donné lieu aussi à des constatations analogues faites par Charpentier : celles-ci sont facilitées par l'interposition, entre l'œil et l'écran phosphorescent, de verres bleus purs.

Charpentier a pu aller plus loin encore et obtenir une manifestation à distance de l'effort cérébral, de la pensée, sans expression extérieure. On dispose pour cela un écran phosphorescent vis-à-vis du front, à gauche de préférence. Le sujet se place alors successivement dans deux situations d'esprit différentes : dans l'une, il relâche l'attention le plus possible et tâche de ne penser à rien ; dans l'autre, il exécute une opération mentale, calcul, raisonnement, attention fixée sur une suite d'idées dont il n'a pas l'habitude. Dans le premier cas, l'éclat de l'écran s'obscurcit, tandis qu'il augmente dans le second : la différence, quoique faible, est nette et d'autant plus marquée que le sujet est capable de réaliser plus complètement les conditions précédentes de repos ou d'activité mentale.

Charpentier est donc ainsi arrivé à mettre en évidence d'une manière visible pour des observateurs étrangers l'effort cérébral de volonté ou d'attention, par une augmentation de la phosphorescence de l'objet d'épreuve. Ces phénomènes peuvent être rendus visibles pour le sujet lui-même qui peut alors se regarder penser : pour cela, Charpentier place l'écran phosphorescent vis-à-vis du front, à 8 ou 10 centimètres et davantage, et il le regarde par la partie supérieure du champ visuel où existe seulement la vision d'avertissement. L'éclat du sulfure passe alors par des variations en rapport avec l'intensité de la réflexion et de l'attention.

Il est certainement très remarquable que la volonté puisse influencer à distance, faiblement mais réellement, un phénomène physique !

1. — PROPRIÉTÉS PHYSIQUES.

Les radiations physiologiques que nous venons d'étudier sont-elles exactement identiques aux rayons N émis par les corps bruts ? Y a-t-il, en outre, identité parfaite entre les radiations émises par les nerfs et celles émises par les muscles ? C'est ce que nous allons étudier maintenant, et pour cela nous n'aurons qu'à analyser les travaux de Charpentier.

En grande partie, on peut dire que les radiations

physiologiques sont des rayons N ordinaires, mais leur composition semble plus complexe que celle de ces derniers : tandis que le plomb et l'eau pure sont opaques pour les rayons N, les radiations physiologiques traversent partiellement ces corps. Cela est vrai surtout pour les radiations émises par le tissu nerveux dont un caractère remarquable est d'être arrêtées par l'aluminium : une lame d'un demi-millimètre d'épaisseur suffit pour diminuer d'une façon appréciable l'intensité du faisceau émis par un point du cerveau. Quant à la partie qui émerge de la lame d'aluminium, elle n'est plus absorbée par de nouvelles épaisseurs d'aluminium, même sous un centimètre ou deux. Cette dernière partie est donc constituée par des rayons N ordinaires.

Les radiations émises par les muscles, comme le cœur, le diaphragme, ne sont pas modifiées par une lame d'aluminium. C'est là un premier caractère distinctif entre les radiations physiologiques d'origine nerveuse et musculaire. Il y avait lieu de chercher à savoir si les dernières radiations étaient produites par le tissu musculaire lui-même ou par les terminaisons nerveuses intra-musculaires; c'est ce que Charpentier a fait : sur une grenouille curarisée, alors que l'excitation du courant faradique du nerf moteur ou de son bout périphérique est inefficace à produire la contraction musculaire, l'écran au sulfure placé contre le muscle accuse, pendant cette excitation, l'émission de rayons N dans ce dernier. Ce résultat prouve déjà que, dans la curarisation, les filets terminaux ou périphériques du nerf peuvent être mis en état d'excitation et qu'en outre, dans l'émission musculaire des rayons N, ces terminaisons prennent part tout au moins au phénomène.

Ensuite, si l'on excite directement le muscle curarisé,

il se contracte et donne des rayons N; mais il ne semble pas en émettre sensiblement plus que dans l'excitation du bout périphérique du nerf qui ne produit pas de contraction. Donc l'émission de rayons N pourrait très bien ici tenir surtout à l'excitation des filets nerveux intra-musculaires. Charpentier trouva sur cette même grenouille morte que son muscle gastrocnémien était devenu inexcitable : il n'y avait pas d'augmentation de la phosphorescence contre le muscle.

De ces expériences, Charpentier conclut que, dans l'émission des rayons N par le muscle, l'excitation des terminaisons nerveuses intervient pour une bonne part, mais que probablement celle de la substance musculaire intervient aussi, sans doute plus faiblement. D'autre part, la façon dont les radiations musculaires se comportent vis-à-vis d'une lame d'aluminium prouve la réalité d'une radiation propre du muscle.

D'autres caractères permettent de différencier les radiations musculaires des radiations nerveuses : 1° l'émission de radiations augmente pour le nerf par la compression, comme nous l'avons déjà indiqué, tandis que pour le muscle, il n'y a pas de modification sensible; 2° les radiations provenant du tissu nerveux ont un effet plus intense sur le sulfure chauffé vers 40° ou 45°; il n'en est pas de même pour les radiations émises par le tissu musculaire.

Tous ces caractères distinctifs montrent que les radiations nerveuses diffèrent plus que les autres radiations physiologiques, des rayons N ordinaires.

2. — RADIATIONS PHYSIOLOGIQUES ET OSCILLATIONS NERVEUSES.

Les radiations physiologiques peuvent être utilisées, comme l'a fait Charpentier, pour étudier certains phénomènes d'ordre biologique et en particulier les oscillations dont un nerf est le siège pendant son fonctionnement physiologique. Nous avons vu qu'un nerf en activité émet des rayons capables d'aviver la phosphorescence d'un écran au sulfure de calcium : ainsi, en se servant de la propriété de la conduction propre aux rayons N, Charpentier a constaté que si l'on déplaçait le long du nerf l'extrémité d'un fil de cuivre, un écran phosphorescent placé à l'autre extrémité devenait plus éclatant. Cette augmentation de phosphorescence paraît continue, mais elle pouvait être due à une série d'impulsions périodiques trop fréquentes pour que l'œil puisse les percevoir isolément et apparaissant comme fusionnées dans la sensation. Cette question avait d'autant plus d'intérêt pour l'auteur de la découverte des radiations physiologiques, que lui-même avait montré que toute excitation électrique brève donne lieu dans le nerf à des oscillations d'une fréquence de 750 à 800 par seconde et d'une longueur d'onde de 35 à 36 millimètres, avec une vitesse de transmission égale à celle de l'influx nerveux.

Pour résoudre cette question, Charpentier interrogea à la fois, à l'aide de deux fils d'égale longueur et reliés à un même écran phosphorescent, deux points différents du nerf soumis à une excitation. En pratiquant l'expérience sur un nerf sciatique de grenouille, il trouva que l'augmentation de luminosité de l'écran n'est pas constante, comme dans le cas de la transmission des rayons N par un seul fil, et que, pour certains intervalles bien déterminés des deux points du nerf interrogé et mis en contact avec les fils transmetteurs, il n'y a plus d'augmentation d'éclat appréciable au moment de l'excitation; cependant, même dans ce cas, chacun des fils pris isolément transmet une augmentation d'éclat à l'écran. Ce résultat s'explique facilement si l'on admet que l'émission de radiations, au moment de l'excitation du nerf, est périodique et que les deux séries d'oscillations transmises par les fils arrivent à l'écran avec des phases contraires, en d'autres termes s'il y a retard ou avance de l'une des séries sur l'autre d'une demi-longueur d'onde.

Voici la technique suivie par Charpentier : l'excitation du nerf se fait à sa partie supérieure; plus bas sont les points de contact, A et B, des fils reliés à l'écran. Dans ces conditions, si les points de contact A et B sont très voisins, la clarté de l'écran augmente *à son maximum* sous l'influence des excitations ; l'augmentation devient *plus faible* à mesure que l'on *éloigne* B de A progressivement, puis elle semble *s'annuler* à un moment donné, pour *réapparaître plus loin* et augmenter de nouveau. Or l'intervalle A B, pour lequel l'excitation ne donne pas lieu à une augmentation d'éclat sur l'écran, a été trouvé égal à 16 millimètres, ce chiffre est précisément *la moitié de la longueur d'onde* obtenue précédemment par Charpentier pour les oscillations nerveuses. Ce résultat semble donc bien confirmer la réalité de ces oscillations : l'extinction s'explique alors aisément par l'interférence des deux phénomènes périodiques créés en A et B, à la suite de la propagation successive de l'excitation à ces deux points, et transmis ensuite à l'écran avec un *retard d'une demi-longueur d'onde* de B sur A.

Charpentier a poussé plus loin encore cette étude, en interrogeant par le même procédé deux points situés l'un plus haut et l'autre plus bas que le point excité, c'est-à-dire suivant des sens de transmission différents.

L'excitation étant appliquée en un point C du sciatique de la grenouille, on met en contact les extrémités libres des deux fils, l'une avec un point supérieur A, l'autre avec un point inférieur B du même nerf, les distances C A et B C pouvant être variées. Charpentier a constaté dans ces conditions qu'il y a interférence, c'est-à-dire non augmentation de clarté sur l'écran phosphorescent, quand les deux distances CA et BC sont égales. Le résultat est indépendant de la valeur absolue de cette distance commune. Donc, lorsque l'excitation transmet une phase positive dans un sens, elle transmet une phase négative dans le sens opposé ; deux points symétriques d'un nerf par rapport à l'excitation sont toujours à des phases contraires et donnent lieu à un effet résultant nul.

Ces faits peuvent s'interpréter en admettant, avec Charpentier, que dans les très minces filets nerveux qui constituent les cylindres-axes d'un nerf, l'oscillation se produit et se propage longitudinalement : la production d'une onde condensante transmise dans une direction donnée à partir du point mis en vibration s'explique par la transmission dans l'autre sens d'une onde dilatante et réciproquement

En laissant, dans l'expérience précédente, le point A fixe et en déplaçant le point B, Charpentier a trouvé qu'il y avait encore interférence quand la différence CB — CA était voisine de 35 à 36 millimètres : ce qui vérifie les résultats déjà mentionnés.

3 — ACTION DES RADIATIONS PHYSIOLOGIQUES SUR LES ÉCRANS A ALCALOIDES.

En étudiant l'émission de rayons N par les corps odorants, Charpentier avait constaté que certaines substances, telles que le chloral et les alcaloïdes, non seulement émettent des rayons N, mais que leur action sur l'écran phosphorescent est renforcée par le voisinage d'une source de rayons N, telle qu'une bille d'acier trempé. Cette sorte de résonance conduisit Charpentier à employer des écrans sur tablettes de camphre qui renforcent la luminosité du sulfure ; suivant le même principe, il construisit des écrans renforçateurs, en fixant au collodion sur une feuille de papier noir et sur une surface de 10 à 12 centimètres carrés, une couche épaisse de certains alcaloïdes et sur la partie centrale de cette couche une tache mince de sulfure de calcium de 1 à 2 centimètres de diamètre.

Ces écrans subissent, comme les écrans simples, l'influence des sources de rayons N et surtout de radiations physiologiques ; mais le fait nouveau constaté par Charpentier, c'est que ces écrans subissent cette influence d'une façon élective, c'est-à-dire que présentés devant les différentes parties du corps, *ils sont plutôt influencés par certains organes que par d'autres*, en sorte que l'émission apparente des différents organes appréciée par plusieurs écrans formés des divers alcaloïdes n'a pas la même valeur relative suivant l'alcaloïde employé.

En outre, pour un écran donné, l'organe qui montre l'émission de radiations la plus intense, est *celui qui présente la plus forte affinité pour l'alcaloïde employé*, c'est-à-dire *celui sur lequel se localise le plus spécialement l'action toxique de cet alcaloïde* dans l'expérimentation physiologique.

C'est là un résultat du plus haut intérêt scientifique! Ainsi la *digitaline* a une action élective excitante sur le cœur. Or, un écran de ce glucoside *brille davantage devant le cœur* et permet de déterminer les contours de cet organe beaucoup plus nettement qu'un écran simple.

De même, un écran à la *pilocarpine* permet de localiser nettement les *glandes salivaires* ; il donne les contours du *foie* et fournit une indication sur la situation du *pancréas*.

L'*atropine*, accélératrice du cœur, forme un écran qui brille davantage au niveau de cet organe ; au contraire au niveau des *glandes*, dont elle diminue ou suspend la sécrétion, il y a *affaiblissement* du même écran.

La *strychnine* fournit un écran qui brille plus sur la *moelle* que partout ailleurs; un écran à l'*apomorphine* augmente d'éclat, surtout au niveau du *bulbe;* un écran à la *nicotine* (flacon très plat rempli de nicotine et sur le bouchon duquel est la couche de sulfure) donne un maximum d'éclat vers le haut de la région mastoïdienne où il est relativement près de la *protubérance*.

Un écran au *chloral* donne un éclat marqué sur l'*ensemble du cerveau*, etc.

Comme on le voit, l'action élective de chaque région sur l'écran paraît bien conforme à l'action élective physiologique du toxique employé.

Nous devons ajouter ici que tous ces faits ont été contrôlés par la mise à nu des organes sur le chien vivant par Charpentier et E. Meyer (de Nancy).

§ 4. — ACTION DES RADIATIONS PHYSIOLOGIQUES SUR LES ÉCRANS A EXTRAITS D'ORGANES.

En présence des effets des radiations physiologiques sur certains principes toxiques et de la correspondance de ces effets avec l'action physiologique de ces alcaloïdes, Charpentier s'est demandé si les principes actifs d'un organe interposés entre l'écran et un organe similaire sur le vivant ne produiraient pas de renforcement spécifique analogue.

Les résultats des expériences furent positifs pour trois extraits dont la fabrication est courante : la thyroïdine, l'ovarine et l'extrait testiculaire.

Un extrait de ce dernier, préparé par d'Arsonval en 1893, ne sembla pas moins actif que les deux autres de préparation récente.

Cette découverte est importante, car il pourra devenir facile d'établir différents écrans dont chacun serait adapté à l'exploration d'un organe en particulier.

IV. — APPLICATIONS MÉDICALES DES RAYONS N

Quoique l'étude des applications des rayons N à la physiologie et à la pathologie soit encore peu avancée, nous devons faire connaître les résultats obtenus par les premiers expérimentateurs. Nous avons déjà indiqué dans cet ordre d'idées les expériences de Charpentier.

1. — APPLICATIONS A LA PHYSIOLOGIE.

C'est sur les centres nerveux que les recherches ont surtout été faites : lorsqu'on veut se rendre compte de l'émission des rayons N par ces centres et surtout les localiser nettement, le meilleur moyen consiste à employer le dispositif de Broca qui a été indiqué plus haut (fig. 6) : un tube de plomb de 5 à 6 centimètres est fermé par un bouchon en bois dur portant des rainures contenant un peu de sulfure de calcium phosphorescent; lorsque le sulfure a été légèrement insolé, les traits de sulfure paraissent comme enveloppés de nébulosité; quand un faisceau de rayons N vient à tomber sur le bouchon, les traits deviennent non seulement plus lumineux, mais beaucoup plus fins et beaucoup plus *coupés*.

André Broca a fait connaître les résultats suivants en étudiant le cerveau : lorsqu'on promène un de ces tubes sur la boîte crânienne, le premier point qui frappe, c'est que les traits de sulfure prennent des éclats variables.

On se rend compte facilement que les points où les traits s'assombrissent se répartissent suivant des lignes, et que ces lignes dessinent la projection sur le crâne des *scissures cérébrales*. On peut ainsi localiser la scissure interhémisphérique, la scissure de Sylvius et le sillon de Rolando chez l'homme. Chez le chien, on localise aisément la scissure interhémisphérique et la scissure cruciale.

Ces expériences sont faciles à répéter et peuvent servir d'exercice à ceux qui désirent se faire l'œil aux rayons N.

L'étude de certains centres de la moelle épinière a pu être faite en partie à l'aide de la recherche des rayons N.

A. Broca et Zimmern ont reconnu récemment l'existence dans la moelle de foyers d'activité bien limités tout à fait constants. Pour cela, ils ont étudié le sujet *couché* sur le ventre : les résultats sont alors concordants, car les mouvements du membre inférieur sont supprimés.

Les points où l'émission des rayons N a été trouvée maxima, sont : la deuxième dorsale, la cinquième dorsale, la onzième dorsale, la deuxième lombaire et le milieu du sacrum.

Le point maximum de la deuxième dorsale correspond, selon toute probabilité, au centre cilio-spinal des auteurs.

Le maximum de la deuxième lombaire correspond à la région dans laquelle se trouvent les centres génital, vésical et de la défécation.

Sur les sujets âgés, tous les foyers en général sont moins actifs, moins aisés à voir que sur les sujets jeunes. La différence est surtout grande pour le centre qui correspond à la deuxième lombaire. Celui-ci, au lieu d'être le plus brillant de tous, devient moins brillant que celui de la onzième dorsale. C'est probablement, d'après Broca et Zimmern, le centre génito-spinal. Ce résultat a été vérifié sur des femmes qui avaient subi diverses opérations : dans un premier cas, le sujet avait été opéré 25 jours auparavant; on avait pratiqué l'hystérectomie totale. La malade avait ses ovaires et elle donnait une émission normale de rayons N.

Dans un second cas, le sujet avait été ovariotomisé depuis plusieurs années : à un premier examen, Broca trouva le centre de la deuxième lombaire peu marqué. Puis Zimmern, reprenant l'examen, constata au contraire que ce centre était nettement marqué. En recommençant l'examen, Broca vérifia l'exactitude de cette observation. Puis la malade urina abondamment : l'examen repris aussitôt montra aux deux observateurs la suppression complète de toute illumination par la moelle lombaire. Cette femme, sans ovaires depuis plusieurs années, avait donc sa moelle lombaire complètement inactive ; mais au moment où elle éprouvait le besoin d'uriner, la moelle lombaire était le siège d'un fonctionnement d'autant plus intense que le besoin était plus impérieux.

Il résulte de ce commencement d'étude, que l'examen de la moelle au moyen des rayons N permet de contrôler sur l'homme vivant l'existence de centres médullaires et d'avoir une notion précieuse sur leur degré d'activité.

L'émission des rayons N par les centres nerveux peut être modifiée dans certains conditions : ainsi J. Becquerel et A. Broca ont constaté sur des chiens soumis à divers modes d'anesthésie (éther, chloroforme, chloral-morphine) que, pendant la période d'excitation du début de l'anesthésie, le cerveau émet des rayons N en *quantité énorme* ; puis, quand l'anesthésie devient plus profonde, cette émission diminue de plus en plus et finit par cesser complètement. Par contre, on voit apparaître des rayons N_1. Au niveau de la moelle, les variations sont beaucoup plus faibles ; cependant au bout d'un certain temps les centres médullaires cessent d'être distincts et il peut même y avoir émission de rayons N_1. Il a semblé à ces observateurs qu'à ce moment-là, la vie de l'animal est en danger.

2. — APPLICATIONS A LA PATHOLOGIE.

Quelques recherches seulement ont été faites jusqu'à ce jour concernant les applications des rayons N à la pathologie. Espérons que l'attention des cliniciens se portera sur ces nouvelles radiations et que leur étude permettra de posséder dans un délai assez rapproché un nouveau moyen d'exploration à ajouter à ceux qui ont été découverts dans ces dernières années.

Dans une note à l'Académie des sciences présentée le 22 février 1904, MM. Gilbert Ballet et Delherm ont fait connaître les résultats de leurs observations dans quelques cas pathologiques : chez un malade affecté de myopathie primitive, avec intégrité des muscles de la face, atrophie complète des deltoïdes, atrophie partielle des muscles de l'avant-bras, l'éclat de l'écran au sulfure de calcium s'est montré normal à la face, mais diminué nettement au niveau des extenseurs des doigts et très affaibli au niveau du deltoïde.

Ces variations de la phosphorescence prouvent que l'émission des rayons N est directement proportionnelle au degré de l'atrophie musculaire.

Dans trois cas de névrite (polynévrite toxique, névrite saturnine des extenseurs de l'avant-bras unilatérale, paralysie périphérique du facial), il y a eu affaiblissement de l'éclat de l'écran phosphorescent quand, des muscles sains, on le transportait sur les muscles symétriques paralysés.

Chez quatre enfants affectés de paralysie atrophique par poliomyélite, le sulfure de calcium avait une phosphorescence nettement moindre en regard des muscles atrophiés qu'au voisinage des muscles normaux.

De ces observations, il résulte bien qu'il y a diminution d'émission des rayons N au niveau des muscles paralysés ou atrophiés dans les cas de myopathie, de névrite ou de poliomyélite, c'est-à-dire dans les lésions du *neurone moteur périphérique*.

Dans les cas d'altérations du *protoneurone moteur*, au contraire, il y a, d'après MM. G. Ballet et Delherm, augmentation de l'émission des rayons N : ainsi, chez trois malades affectés d'hémiplégie ancienne avec contracture par lésion cérébrale, et chez une femme atteinte de paraplégie spasmodique, on a constaté un accroissement dans l'éclat de l'écran au niveau des muscles paralysés.

Deux cas de paralysie hystérique flasque, l'un à forme monoplégique, l'autre à forme hémiplégique, ont fourni une exagération de la phosphorescence, comme dans l'hémiplégie organique avec contracture ; quoique cette constatation soit tout à fait inattendue, il faut l'enregistrer, en attendant l'observation d'un plus grand nombre de cas.

A peu près à la même époque, M. Fabre communiquait à la Société médicale des hôpitaux de Lyon (séance du 23 février), quelques observations intéressantes : dans un cas d'hémiplégie du *côté droit* et datant de l'enfance, il a vu, en se servant du dispositif imaginé par nous-même, que le centre du langage était localisé au niveau de la circonvolution frontale *à droite* et non pas à gauche ; en faisant parler la malade, l'augmentation de la phosphorescence du sulfure a été constatée nettement par plusieurs observateurs présents lorsque l'écran était placé sur la tempe *droite*, alors que rien de pareil ne pouvait être vu à gauche.

Il semble bien résulter de cette intéressante observation que le centre de Broca s'est, chez cette malade, *par suppléance*, localisé à droite.

D'autre part, en étudiant l'émission des rayons N par l'utérus pendant l'accouchement, M. Fabre a pu faire les quelques observations suivantes : lorsque les fibres utérines se contractent, l'éclat du sulfure de calcium augmente, et cela d'une manière très nette : l'augmentation est surtout marquée vers le fond de l'utérus et sur son bord gauche qui correspond au ligament large et aux ganglions nerveux de l'organe. Plus les contractions sont fortes, plus l'augmentation de phosphorescence est considérable : au début du travail, la phosphorescence est peu augmentée ; à la fin de la dilatation, l'accroissement de la phosphorescence est beaucoup plus marqué.

Ces faits très intéressants ont été constatés par plusieurs personnes et méritent d'attirer l'attention des accoucheurs.

TABLE DES MATIÈRES

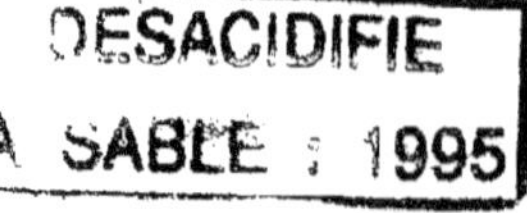

1695-04. — Corbeil. Imprimerie Éd. Crété.

www.ingramcontent.com/pod-product-compliance
Lightning Source LLC
LaVergne TN
LVHW020034170826
845678LV00001B/240